Manfred A. Ullrich

Lipödeme, Lipo-Lymphödeme und Cellulite

Die neue natürliche Erfolgstherapie

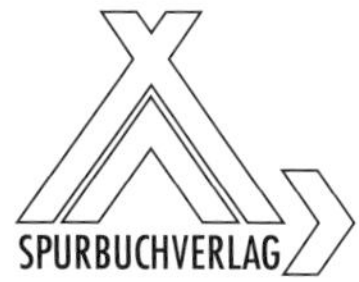

Lipödeme, Lipo-Lymphödeme und Cellulite

Die neue natürliche Erfolgstherapie

Manfred A. Ullrich

Bibliografische Information der Deutschen Nationalbibliothek
Die Deutsche Nationalbibliothek verzeichnet diese Publikation in der Deutschen Nationalbibliografie; detaillierte bibliografische Daten sind im Internet über http://dnb.dnb.de abrufbar.

1. Auflage März 2020

info@spurbuch.de, www.spurbuch.de
Ausführung: pth-mediaberatung GmbH, Würzburg
ISBN 978-3-88778-583-3

Inhalt

Vorwort

Millionen Menschen leiden an Ödemerkrankungen. Unter Lipomatosen, Lipohypertrophien, Lipödemen und den unterschiedlichsten Formen des Lymphödems und vielen Ödemen anderer Genese.

Die entstandene und nicht selbstverschuldete Unförmigkeit des eigenen Körpers schränkt beim Betroffenen nicht nur die Lebensqualität ein, nein, sie macht diese Menschen häufig zu Außenseitern und teilweise ist ein Leben mit Schmerzen vorprogrammiert.

Stellen Sie sich, verehrte Leserin oder Leser, einmal vor: Ein Leben ohne Strandurlaub, denn viele schämen sich ihres Anblicks im Badeanzug. Einschränkungen beim Gehen oder Wandern, Schmerzen in der Nacht oder nach längerem Stehen, Schmerzen schon durch Berührung.

Was sagt der Partner zu den Deformierungen?

Da es sich bei den Betroffenen meistens um Frauen handelt, kommt es häufig noch zu einer gesellschaftlichen Ächtung.

Denn das heutige Schönheitsideal ist nicht die Rubensfigur aus dem Mittelalter, sondern die schlanke, jugendlich aussehende Figur, möglichst so schlank wie eine Bulimie-Kranke oder ein Krebskranker.

Man kann sich noch soviel Mühe geben, keine Diät, keine Sportart schlägt an. Alles Bemühen, jede Eigeninitiative bringt nichts, alles umsonst. Diese Menschen sind verzweifelt und geben sich schließlich selbst auf.

Allgemeines

Die Problematik fängt ja schon mit der Apfelsinenhaut an Gesäß- und Oberschenkel an. Der Gang verändert sich, er wird watschelnd, später ist ein längeres Stehen nur noch schmerzhaft. Eine stehende Berufsausübung ist über 8 Stunden in der Sommerhitze nur noch mit Gummistrumpf oder Gummihose möglich.

Begibt man sich in schulmedizinische Behandlung, hat man als Betroffene oft den Eindruck, dass Erkrankungen des Lymphsystems nicht ernst genommen werden, man stirbt ja nicht daran. Viele Behandlungen erschöpfen sich in Desinteresse.

Die gängigen Behandlungsmethoden sind eigentlich naturheilkundlichen Ursprungs, wenn man von der operativen „Fettabsaugungs-Methode" einmal absieht. Deshalb ist das Interesse seitens der Universitäten, der Lehrstuhlinhaber, der Industrie und oft auch in der Schulmedizin (mit erfreulichen Ausnahmen) gering, sich mit diesen Ödem-Erkrankungen zu befassen.

Selbst in vielen Fachkliniken kann man nur lindern, nicht heilen. Aber auch das hilft den Patienten schon gewaltig.

Wir haben vor vielen Jahren den Lehrsatz geprägt:

> Chronische Krankheiten sind unheilbare Krankheiten, nur akute Erkrankungen sind ohne Operation heilbar.

Wenn ich also eine chronische Krankheit heilen will, wie das Lip- oder teilweise das Lymphödem, dann funktioniert das nur über eine Akut- oder Verschlimmerungsphase. Vielleicht ist die Schulmedizin deshalb so erfolglos und frustriert bei chronischen Leiden.

Hin und wieder kommt es sogar bei diesen unbehandelten Ödemen durch Übersäuerung des Bindegewebes und Dauerreiz durch Abfluss-Störungen im Lymphsystem zu Sarkomen.

Aber auch der Patient, der es gewohnt ist, dass beim Arzt seine Beschwerden sofort gelindert werden, muss erst einmal umdenken.

> Eine chronische Krankheit zu lindern ist nicht schwer, aber heilen doch schon sehr.

Wir naturheilkundlich arbeitenden Heilpraktiker und Ärzte werden immer erfolgreicher durch ein neues Denken, durch neue Strategien, neue Behandlungsmethoden und neue Behandlungskombinationen, für die es allerdings keinen wissenschaftlichen Nachweis gibt. Das schließt selbstverständlich auch die bisherigen konservativen Therapien mit ein.

Da die Kassengelder immer spärlicher fließen, hat allgemein schon ein Umdenken begonnen. Das ist gut für den Patienten.

Häufig muss er allerdings die Kosten dafür selbst tragen.

Ich denke, das Beste ist für den leidgeprüften Patienten gerade gut genug und so freue ich mich mit jedem Therapeuten, der neuen Methoden und Therapieweisen aufgeschlossen gegenübersteht, auch wenn die Krankenkasse das eine oder andere nicht erstattet.

Wir brauchen alle Behandlungsmethoden, die des Linderns ebenso wie die des Heilens.

Dem Leidenden zu helfen bereitet dem Behandler Zufriedenheit und gibt ihm ein gutes Gefühl.

Wir leben halt in einer Zeit, in der die Krankenkassen nur noch das Nötigste bezahlen und nur noch teure Reparaturversuche und Leidensreduzierungen erstattet werden. Man erkennt nicht mehr, dass Kostenreduzierungen nur erreicht werden, durch Heilung und nicht durch lebenslange Linderung oder Reparaturversuche.

Dieses Buch soll dem Betroffenen die Hoffnung wieder zurückgeben, dass auch er die Möglichkeit hat, gesund zu werden und am normalen Leben ohne jegliche Einschränkung wieder teilnehmen kann.

Dieses Buch soll aufklären, informieren und für den Laien verständlich sein. Deshalb werden viele Informationen nicht in aller Tiefe abgehandelt.

Er soll nach dem Lesen und dem dadurch erworbenen Wissen in der Lage sein, selbst zu entscheiden, welchen therapeutischen Weg er einschlagen kann, was für ihn das Richtige ist.

Denn die neuen Therapien sind für den Laien, aber auch für viele Therapeuten noch unbekannt. Andererseits hat der Therapeut auch die Pflicht, sich über neue Behandlungsmethoden zu informieren und diese gegebenenfalls auch bei Bedarf einzusetzen.

Mein Sohn ist Arzt, und das mit Leidenschaft. Immer wieder steht er neben mir, schaut mir zu und begreift die Zusammenhänge oft noch nicht. Aber er sieht den Erfolg der neuen Methoden und meint immer wieder: „Wer heilt, hat recht, da gibt‘s kein vertun."

Aber auch der leidgeprüfte Patient muss lernen, an sich zu arbeiten. Es reicht nicht aus, zu einem Therapeuten zu gehen, ihm seine Krankheit vertrauensvoll zu übergeben mit den Worten: „Hier hast Du meine Probleme, beschäftige Dich damit, dafür wirst Du ja von meiner Krankenkasse bezahlt, ich gehe jetzt wieder nach Hause."

Man muss selbst etwas tun, sich bewegen, sich informieren, „ins Internet gehen", zur Stadtbücherei, sich umhören, sich an Anordnungen halten, kurz, mithelfen, dass die Behandlung ein Erfolg wird.

Unser Ziel ist nicht, dass der Patient mit dem Ödem lebt, sondern es zu überleben, aus der Chronizität herauszuführen, was auch sehr häufig möglich ist. Das unterscheidet dieses Buch von anderen.

1 Der Blutkreislauf

Wir kennen 4 Fließsysteme unseres Körpers:

- den Blutkreislauf,
- das Lymphsystem mit der extrazellulären Flüssigkeit,
- das Liquorsystem im Rückenmark und im Gehirn,
- die Intrazellulär-Flüssigkeit innerhalb der Zellen.

1.1 Funktion des Blutkreislaufes und Lymphkreislaufes

Es ist ein geschlossenes System. Vom Herz weg (distal) wird das Blut über Arterien (Arterien sind Blutgefäße, die vom Herz wegfließen, Venenblut fließt zum Herz zurück) in die Extremitäten gepumpt. Das Herz arbeitet wie eine Pumpe, ähnlich der Benzinpumpe im Kraftfahrzeug, und ist nur ein von Nerven (Energie) angetriebener Hohlmuskel.

Die Arterien haben im Gegensatz zu den Venen eine dicke Wandung, da das Herz das Blut unter hohem Druck in die kleinsten Gefäße der Extremitäten, den Kapillaren, pumpt. Das arterielle Blut dient letztlich der Versorgung des Körpers mit Sauerstoff und Nährstoffen.

Das arterielle Blut durchfließt die arteriellen Kapillaren. Hier wird ein Teil, nämlich Plasma, Eiweiß, Nährstoffe, Sauerstoff, beim Übergang zu den venösen Kapillaren (sehr dünne, feine Haargefäße) aus dem Blut und weiter aus den Kapillarwänden herausgepresst. Dieses Plasma (Blutwasser) bildet die Lymphe. 90% des Blutes fließen in die venösen Kapillaren unter geringem Druck zurück (onkotischer Sog/Druck).

Mithilfe von Muskelpumpwirkung, Venenklappen, die das Absacken des Blutstroms verhindern und der Sogwirkung des Herzens wird das Blut über Venen unter geringem Druck zum Herz zurückgepumpt.

In der Leber, die wie eine chemische Fabrik arbeitet, werden die im Blut enthaltenen Giftstoffe, die über die Nahrung aufgenommen werden, durch Neutralisation unschädlich gemacht.

In den Lungenkapillaren erfolgt der Gasaustausch. Kohlendioxyd wird ausgeatmet, Sauerstoff eingeatmet. Bei extremen Faulgasmengen entsteht beim Abatmen Mundgeruch.

Zu den arteriellen Erkrankungen gehören Arteriosklerose und in Folge manchmal Herzinfarkt, Schlaganfall, Hörsturz und Darminfarkt. Es kommt aufgrund von Sauerstoffmangel zum Absterben einzelner Teile dieser Organe.

Zu den venösen Erkrankungen gehören Krampfadern, Venenverschluss, das offene Bein, Thrombosen und Embolien.

2 Das Lymphsystem

2.1 Zur Geschichte der Lymphe

In der Frühgeschichte der Erde entstanden die ersten Wirbeltiere. Die Wirbeltiere besitzen alle ein ganz neues Fließsystem im Gegensatz zu den wirbellosen Tieren, das Lymphsystem.

Lymphe kommt aus dem Griechischen und bedeutet: reines Wasser, Quellwasser.

Durch den gezielten Kontakt der Lymphflüssigkeit mit den Körperzellen wird eine optimale Versorgung des gesamten Gewebes erreicht, der Stoffwechsel wird optimiert, das Immunsystem verbessert u. v. m.

In der Geschichte war Hippokrates vor 2400 Jahren der Erste, der das Vorhandensein der Lymphe dokumentierte.

Im frühen Mittelalter beschrieben arabische Ärzte das Lymphsystem.

1622 fand der italienische Arzt Gaspare Aselli Lymphknoten beim Hund.
Um 1650 entdeckte der Franzose Jean Pequet die Cisterna chyli, die Bauchzysterne.
Im 17. Jahrhundert beschrieb der dänische Arzt Thomas Bartholin das Lymphgefäßsystem.
So ging die Erforschung dieses extrem wichtigen Fließsystems weiter.
1892 prägte Professor Ritter Alexander von Winniwarter die „Lymphdrainage".

In der neueren Zeit arbeitete Dr. Erwin Vodder als Masseur. Er entwickelte, obwohl er kein Heilpraktiker oder Arzt war, die „manuelle Lymphtherapie nach Vodder".

Der deutsche Arzt Dr. Johannes Asdonk entwickelte die Lymphdrainage weiter und verhalf ihr zum Durchbruch. Dr. Vodder und Dr. Asdonk gründeten 1976 die „Deutsche Gesellschaft für Lymphologie".

Dr. Földi und Dr. Schigale stehen stellvertretend für immer mehr Therapeuten, die von sich aus forschen und auch bereit sind, für ihre Überzeugung auch einmal gegen den Strom zu schwimmen.

2.2 Das Lymphsystem

Ein Mensch mit 80 kg Körpergewicht besitzt etwa 6–7 Liter Blut, 0,140 Liter Liquor in Gehirn und Rückenmark, aber ca. 16 Liter und mehr Lymphflüssigkeit.

In Büchern bekannter Phlebologen und Gefäßchirurgen wird über das Blutkreislaufsystem etwa 50-mal öfter geschrieben, als über das genauso wichtige Lymphsystem. Das ist erschreckend und hat mehrere Gründe:

Das Lymphsystem wird drastisch unterschätzt und hat auch heute noch in der Universität nicht den Stellenwert, der ihm zusteht.

Es lassen sich kaum „Medikamente" verordnen. Das heißt, es gibt seitens der Pharmaindustrie wenig Forschungsaufträge. Denn geforscht wird in der etablierten Medizin meistens nur gegen Bares zur Gewinnmaximierung.

Erfolge im Kreislaufsystem dagegen werden in der Schulmedizin zum größten Teil mit Medikamenten erreicht. Meist schnell und sicher, zudem ist das auch dokumentierbar, z. B. mittels radomisierten Doppelblindstudien.

Der bei vielen bisherigen Lymphtherapien erreichte Misserfolg oder die nur leichte Linderung sowie die unterschiedliche Langzeitwirkung der Therapien lassen manchen Therapeuten verzweifeln.

Operative Behandlungen wie Fettabsaugungen verursachen bei Patienten oft Angst vor neuen Deformierungen, die auch nicht selten sind.

Der Blutkreislauf ist einfacher zu therapieren, die Medikamente dafür stehen alle in der „Roten Liste", der Präparatenliste in der Medizin.

Lip- und Lympherkrankungen lassen sich hauptsächlich mit Therapien erfolgreich behandeln. Das heißt, der Arzt muss diese Patienten abgeben und überweisen, sie sind also unrentabel für ihn.

Bei alternativen, erfolgreichen Therapien fehlt oft der wissenschaftliche Nachweis, der ist aber ohne großen finanziellen Aufwand nicht zu erbringen.

Für mich gilt der Ausspruch:

> Der wissenschaftliche Nachweis ist gesammeltes und kontrolliertes Wissen mit fest umrissenen Grenzen zur Unwissenheit und diese Grenzen verschieben sich laufend.

Die Behandlung der Lymphe ist für die erfolgreiche Therapie vieler chronischer Krankheiten unumgänglich.

Je erfolgreicher ich ein schlecht funktionierendes Lymphsystem behandeln kann, desto erfolgreicher werde ich auch in der Behandlung anderer chronischer Leiden sein.

> Die Therapie der Zellen ist der Schlüssel zum Erfolg!

2.3 Die Entstehung der Lymphe

Die Lymphflüssigkeit befindet sich hauptsächlich in 3 Bereichen:

- Im Zwischenzellgewebe, auch extra zellulärer Raum genannt.
- In den Zellen, auch intrazellulärer Raum genannt.
- In den Lymphbahnen und Lymphknoten.

Im Bereich zwischen den arteriellen und venösen Kapillaren treten 90 % des Blutes den venösen Rückweg zum Herz hin an. 10 % des Blutanteils werden hier durch die Wände der Haargefäße hindurchgepresst in den freien Raum des weichen Bindegewebes. Das weiche Bindegewebe wird auch Zwischenzellgewebe genannt. Hier ist die „Lymphquelle". Blut kann die einzelnen Zellen nicht mit Grundnährstoffen und Sauerstoff versorgen. Das erledigt das Lymphsystem.

Deshalb nennt man den Zwischenzellgeweberaum auch Transitstrecke zwischen Blutkreislauf und Zelle.

> Die Reinigung der Transitstrecken bedeutet optimale Zellernährung und ist damit der Schlüssel zum Erfolg.

Eiweiße aus dem Blut sorgen u. a. für die Zellernährung im Körper. Aus dem Blut der Kapillaren werden sie mit dem Plasma in den Lymphraum gedrückt und den Zellen mit den anderen Stoffen zusammen zugeführt. Danach werden die Proteine (Eiweiße) wieder in die Lymphbahnen geschleust und die Lymphe transportiert die Eiweiße wieder in die Blutbahn zurück.

Eine Eiweißrotation zwischen Lymph- und Blutbahn durch den Körper dauert etwa 2 Tage.

Die meisten Lymphgefäße befinden sich in der Leiste, Bauchraum, Hals und Achseln. Sie liegen in der Haut, im Unterhaut-Fettgewebe, auf der Muskulatur und im Bereich der großen Arterien und Venen.

Sie besitzen eine eigene Muskulatur. Diese pumpt die Lymphe Richtung Herz. Lymphgefäßklappen verhindern den Rückfluss.

Beispiel:
Ist also der Blutdruck wesentlich zu hoch, wird mehr Blutplasma aus dem Blut gedrückt als abfließen kann. Es entsteht schon ein Lymphstau.

Beispiel:
Bei einer leichten Schürfwunde tritt zuerst Gewebswasser, eine fast klare Flüssigkeit, aus. Danach zeigen sich ganz kleine Bluttropfen aus den Kapillaren.

Die Kapillaren sind feine Haargefäße. Hier ist die „Quelle" der Lymphflüssigkeit.

Man kann sich das am besten folgendermaßen vorstellen:

Die Rheinauen entsprechen dem weichen Bindegewebe. Die Auen sind bei Hochwasser überflutet. Aber bei sinkendem Wasserspiegel sackt das Wasser erst einmal ab als Rinnsal, dieses fließt in einen Bach, der Bach in ein Flüsschen, dieses in den Fluss und dann in den Rhein zurück.

Die Präkollektoren. Sie entsprechen dem „Rinnsal", den kleinsten Sammelpunkten. Sie sind eine Vorstufe der Sammelgefäße (Kollektoren). Hier kann einerseits noch Lymphe aufgenommen werden, andererseits besitzen sie schon Klappen als Rückflusssperre. Nur teilweise ist eine Gefäßwandung vorhanden.

Die Kollektoren bilden das Transportsystem der Lymphe. Alle 1 bis 2 cm besitzen sie eine Gefäßklappe und haben eine eigene Muskulatur für den Weitertransport.

Die Lymphstämme sind Hauptsammelgefäße und entsprechen „dem Fluss". Sie transportieren die Lymphe zum Herz zurück in die Blutbahn.

2.4 Funktion des Lymphsystems

Aber wie wird das Gewebswasser, die Lymphe, den Körper hochgepumpt?

Ganz einfach, es funktioniert ähnlich wie beim Venenblut:

- Die eigene Muskulatur der Lymphgefäße übernimmt den wichtigsten Teil des Transportes. (Venenwände haben allerdings keine eigene Muskulatur.)
- Arterien regen durch Pulsieren die Lymphgefäße zur Transportbewegung an.
- Die Muskelpumpe treibt durch die muskuläre Bewegung wie Sport und Bewegung ebenso den Lymphfluss an.
- Auch durch den Sog der Atmung wird minimal der Lymphtransport angeregt.
- Die Muskelpumpe der Lymphgänge arbeitet peristaltisch wie der Darm.
- Lymphangiome (Abflusssperren) verhindern den Rückfluss.
- Der Körper besitzt neben den Lymphknoten auch einige Organe, die Lymphozyten produzieren und weiter der Krankheitsabwehr dienen. Zu diesen Organen gehören die Milz, die Tonsillen (Mandeln), der Appendix (Wurmfortsatz), die Lymphfollikel des Darms und der Bronchien.

Das körperliche Lymphsystem wird in 4 Quadranten aufgeteilt. Das sollte man gerade für die neuen Therapien wissen. Darauf kommen wir später zurück.

Man muss sich das so vorstellen:

Zwischen der oberen rechten und linken Hälfte des Körpers und der unteren rechten und linken Hälfte des Körpers liegt die Grenze im Bereich des Bauchnabels. Hier liegt eine Art durchlässige Sperre vor.

Der Transport von einer Seite zur anderen, noch stärker von unten nach oben, ist von der sogenannten Wasserscheide, einer Art durchlässiger Sperre, eingeschränkt.

Jeder dieser Bereiche hat seinen eigenen Lymphknotenhaufen, in dem die Lymphe gefiltert wird:

- die Achselhöhle rechts mit dem Halsbereich,
- die Achselhöhle links mit dem Halsbereich,
- die Leiste rechts,
- die Leiste links,
- der Bauchraum.

Erschwerend für den Transport nach oben:

- Der Darmlymphbereich in der Darmaufhängung, das Zentrum im Lymphsystem.

Die Wasserscheiden bestehen also

- zwischen rechts und links oben,
- zwischen rechts und links unten,
- sowie zwischen rechts und links oben und unten.

Trotzdem gibt es von einer Seite zur anderen lymphatische Querverbindungen.

Die kleineren nennt man Kollaterale, die größeren Anastomosen.

Diese Kollateralen und Anastomosen liegen nicht auf den einzelnen Wasserscheiden. Bei einem Lymphstau wird also nicht nur ein Quadrant überschwemmt, sondern über die Anastomosen und Kollaterale das benachbarte Areal mit.

Die Lymphe fließt recht langsam durch den Körper. In Ruhestellung braucht sie von den Kapillaren der Hand bis zur Schulter etwa 14 Minuten. Durch stärkere Durchblutung, verursacht durch Sport, anregende Getränke usw. wird auch der Lymphfluss angeregt, da vermehrt Lymphe aus den Kapillaren gedrückt wird.

2.5 Die Lymphknoten

Die Lymphknoten sind ein Teil der „körpereigenen Polizei", des Körperabwehrsystems. Sie halten einen Teil der Gifte fest und hindern sie am Weiterfließen. Die Reinigung der Lymphe in den Lymphknoten und die Beseitigung von Giftstoffen geschieht durch „Phagozyten" (Fresszellen). Fresszellen zersetzen und fressen die Giftstoffe und den „Abfall". Die Lymphknoten arbeiten wie eine Müllverbrennungsanlage.

Gifte wie Nikotin, Kunststoffausdünstungen, Aerosole usw. werden über die Schleimhaut aufgenommen.

Hautgifte wie Putzmittel, Borwasser usw. werden über die Haut aufgenommen. Bevor diese zum Herz gelangen, werden sie über die Lymphknoten unschädlich gemacht.

Allein am Hals befinden sich 80 bis 200 Lymphknoten. Sie sind aber nicht nur eine Giftsperre, sondern hier werden auch, wie überall in den Lymphknoten, Lymphozyten produziert.

Bei Entzündungen z. B. am Hals können diese Lymphknoten durch Anschwellen und Temperatursteigerung bis zu 15-mal so viel Lymphozyten zur Abwehr produzieren wie üblich. Der Lymphfluss im Körper kann dann auch um das Zehnfache erhöht werden.

Lymphknoten sind also Filterstationen, in denen krankmachende Mikroorganismen vernichtet und Gifte neutralisiert werden sowie Lymphozyten produziert werden.

Blonde, blauäuige Menschen haben häufiger eine angeborene Schwäche zu Lympherkrankungen als andere. Sie haben im Gegensatz zu braunäugigen Menschen eine lymphatische Konstitution.

Das heißt, die meisten Problemursachen liegen bei ihnen im Lymphsystem.

Bei braunäuigen Menschen liegen die Schwächen dagegen mehr im Blutkreislauf-System und den entsprechenden Organen wie z.B. der Leber. Man nennt diese Konstitution auch hämatogen.

2.6 Was ist Lymphflüssigkeit?

Lymphe ist das aus den Kapillaren herausgepresste Blutplasma.

Der Blutplasmaanteil des Blutes beträgt etwa 55%. Er enthält

- Proteine, ca. 8 % (Eiweiße)
- Wasser
- Jonen wie Na, Ca, Cl, Mg, Fe usw.
- Säuren, wie Schwefelsäure, Kohlensäure usw.
- Nahrungsstoffe wie
  - Aminosäuren,
  - Fette
  - Kohlenhydrate,
  - Hormone,
  - Enzyme
  - Sauerstoff

Man nennt diese Summe von Lymphbestandteilen auch lymphpflichtige Lasten.

Proteine (Eiweiße) garantieren die Zellernährung und sind wichtige Substanzen mit vielerlei Funktionen. Sie bilden Enzyme, Hormone, dienen der Energieversorgung u.a.m. Die ungefähre Menge, die an Proteinen pro Stunde aus den Kapillaren austritt, liegt bei etwa 0,1 l.

Fette gelangen aus dem Darm in die Lymphe. Wasser ist der Träger dieser Stoffe. Ohne Wasser kein Lymphfluss. Es ist das Transportmedium.

Das alles perfundiert (durchwandert) von den Kapillaren durch das weiche Bindegewebe zur Zelle hin. In der Zelle werden diese Stoffe aufgenommen. Sie sind lebensnotwendig. Aber wo laufend versorgt wird, muss auch laufend entsorgt werden.

Durch Entzündungen bedingte Produkte, andere Stoffwechselschlacken, Eiweiße und Fette werden mit weggeschafft. Proteine, die sich im Blutkreislauf befinden, werden so alle 2 Tage komplett durch das Lymphsystem geschleust.

Im Rücktransport von Eiweißen aus der Lymphe ins venöse Blut liegt eine wichtige Aufgabe der Lymphe.

Zusammenfassung Lymphe:

- Durch hohen arteriellen Druck wird Blutplasma (Lymphflüssigkeit) in den Haargefäßen aus dem Blut ins weiche Bindegewebe gepresst.
- Lymphe versorgt die Zelle mit allem, was sie zum Leben braucht (lymphpflichtige Lasten).
- Abfälle, Zelltrümmer usw. und nicht benötigte Eiweiße werden über Bindegewebe, Präkollektoren, Kollektoren, Lymphstämme, Lymphbahnen und Lymphknoten dem Herz wieder zugeführt, über die Leber entgiftet und über den Harn ausgeschieden.
- Die Lymphknoten produzieren Lymphozyten, die viele Gifte schon im Lymphknoten durch Fressen der Gifte (phagozytieren) unschädlich machen, bevor diese zum Herz gelangen.

3 Das weiche Bindegewebe

Es wird auch extrazellulärer Raum oder Transitstrecke genannt.

Dr. Dr. Schimmel sagte einmal: „Sag mir, wie verschlackt Dein Bindegewebe ist und ich sage Dir, wie alt Du wirklich bist."

Er setzte das in die Tat um und schuf eine geniale Testserie zum Erkennen und Differenzieren des Krankheitszustandes, die Testserie aus homöopathisierten Mesenchymzellen. Das weiche Bindegewebe ist wie ein Sumpf, in dem die Zellen des Körpers schwimmen.

Das Blutplasma, jetzt Lymphflüssigkeit genannt, ernährt aus dem weichen Bindegewebe heraus die Zellen.

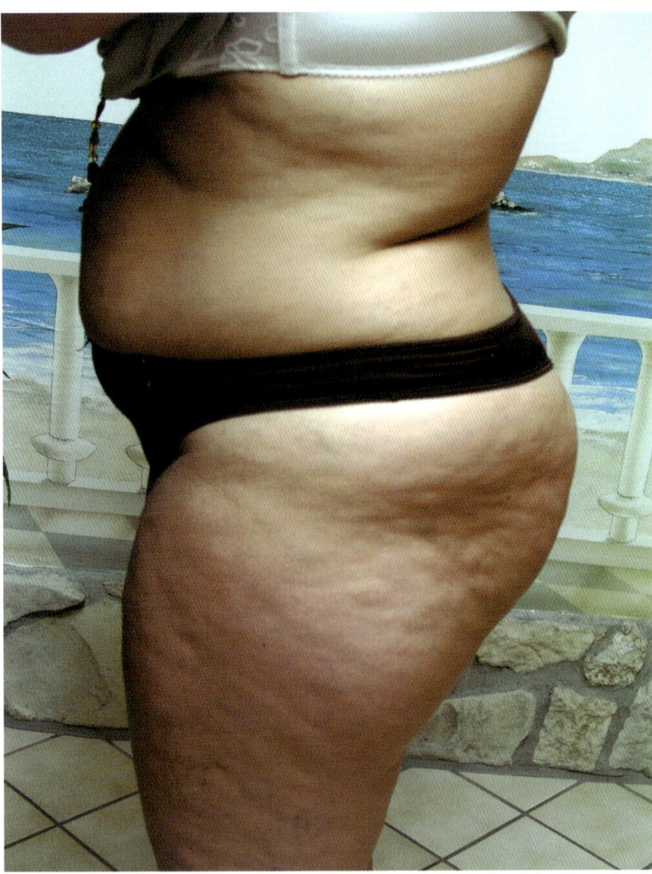

4 Wie entsteht Apfelsinenhaut (Cellulite)?

Welche Frau kennt die Apfelsinenhaut nicht?

Das weiche Bindegewebe ist an Krampfadern, Falten, Leistenbrüchen, Ödemen u.a.m. beteiligt. 4 von 5 Frauen haben Probleme mit der „Apfelsinenhaut".

Unter der schützenden Oberhaut und der zähen faserigen Lederhaut liegt das Unterhaut-Fettgewebe. Es ist in einzelne Kammern unterteilt.

Besonders an Oberschenkeln und Gesäß befinden sich die Cellulite-Problemzonen.

Ab dem 30. Lebensjahr nimmt die Elastizität der elastischen, festen Fasern der Fettkammerwände ab. Nach dem 30. - 35. Lebensjahr beginnt oft die Cellulite. Zudem dehnt das Östrogen das Bindegewebe. Fettzellen setzen sich durch das nun „undichte" Unterhautgewebe auf der Hautoberfläche ab. Bei übergewichtigen Frauen ist die Ausprägung noch stärker. Bei Männern ist dieses Unterhautfettgewebe viel straffer. Zudem besitzen sie wenig Östrogen und die Lederhaut ist dicker.

Dazu spielen noch die Vererbung und insbesondere die Verschlackung eine große Rolle.

Hilfreich sind Massagen, Sport, Nikotinabstinenz, CHT und NSTU beseitigen die Cellulite.

Die Verschlackung führt zu Funktionsstörungen im Unterbauchbereich, im weichen Bindegewebe.

Die abtransportpflichtige Schlacke vervielfacht sich. Der „Schwamm" und das weiche Bindegewebe verdichten sich und werden immer undurchlässiger.

> Alle Schlacken sind sauer und
> Säure macht hart.

Das kennen wir aus der Küche. Salz macht die Speisen pikant, Natron (Natriumbicarbonat) macht sie weich und fade.

Wenn sich das weiche Bindegewebe verhärtet, kann das der Beginn der Hyperlipotrophie sein. Aus der Transitstrecke wird eine Mülldeponie. Die Zellen sterben früher ab, der Müllberg wächst noch schneller als üblich. Durch viel Sport und Bewegung können wir anfangen die Lymph-Fließgeschwindigkeit zu steigern. Es sammelt sich aber immer mehr „Müll" an, der nicht mehr mit der Lymphe abtransportiert werden kann. Durch Stauungen im Lymphsystem verquillt das Gewebe. Auch deshalb entsteht eine „Apfelsinenhaut". Die Elastizität des Gewebes lässt drastisch nach, das Gewebe wird anfangs „wabbelig" und „aufgedunsen" durch Wasser-, Fett-, Schlackeneinlagerung, Östrogen und anlagebedingte Bindegewebsschwächen. Das hat viele negative Folgen für den Körper, nicht nur ein reduziertes Immunsystem.

Der Zustand des schwammartigen, weichen Bindegewebes, die Transitstrecke zwischen den Kapillaren des Blutes und der Zelle, gibt nicht nur den Zustand des Menschen, sondern bei der krankhaften Häufigkeit auch den Zustand unserer Gesellschaft und unseres Umfeldes an.

Das weiche Bindegewebe ist ein Spiegel unserer Gesellschaft:

> Die Versorgung ist gut,
> die Entsorgung schlecht.

Viel zu spät werden wir feststellen, dass durch schlechte Entsorgung auch die Versorgung immer schlechter wird.

Was ist Schlacke? Durch Fehlernährung, zu wenig Bewegung, zu geringer Flüssigkeitsaufnahme geliert der extrazelluläre Raum. Es sind keine Schlacken im herkömmlichen Sinn. Durch diese Gliederung wird die einzelne Zelle schlecht ernährt und stirbt früher ab. Aber durch die Gliederung werden die Zelltrümmer nicht optimal weggeschwemmt. Es entsteht eine Verschlackung des extrazellulären Raumes.

> Ein indianisches Sprichwort sagt:
> Wenn der letzte Baum gefällt,
> der letzte Fisch vergiftet ist,
> wirst du feststellen, dass man Geld
> nicht essen kann.

Überfluss kann krank machen.

5 Ödeme

(wörtlich: Geschwulst, Schwellung)

Früherer Ausdruck: Wassersucht, Hydrops.

Es handelt sich um meist schmerzlose, nicht gerötete Schwellungen infolge einer Ansammlung eiweißreicher oder eiweißarmer wässriger Flüssigkeit in den Gewebsspalten, der Haut und Schleimhaut.

Man unterscheidet lokale Ödeme (nur Beine, nur Arme usw.) oder generalisierte Ödeme (am ganzen Körper).

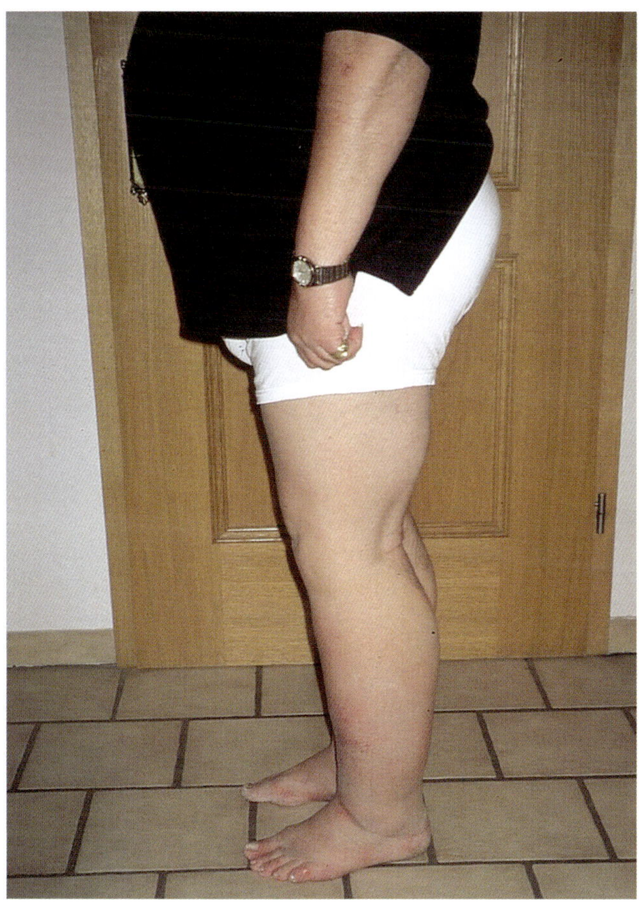

5.1 Differenzierung der Ödeme

Differenzierung von den diversen Ödemen untereinander, sowie von Lipödemen und Lipohypertrophien:

1. Phlebödem

Durch Krampfadern (Varizen), Thrombosen und Phlebitiden kommt es zu einer Schädigung von Venen und Venenklappen.

Krampfadern entstehen durch Gefäßwandschwäche, undichte, nicht intakte Venenklappen usw. Das Blut wird nicht optimal durch die Venen-Muskelpumpe oder durch undichte Venenklappen zurückgepumpt. Folge ist, die Vene sackt aus und wird unelastisch.

Phlebitiden sind Entzündungen der Venen außen und innen. Sie entstehen durch Mangeldurchblutung, Ischämien, und führen letztlich zum Ulcus cruris, dem offenen Bein.

Ursache sind meist Thrombosen in der Vene. Diese entstehen dadurch, dass sich winzige Verletzungen, wie Risse usw. in den Venen zeigen. Zwecks Heilung erfolgt eine Fibrosierung, auf der Haut würde man „Kruste" sagen. Diese Kruste wird zwar durch Fette usw. geglättet, aber die Folge ist eine Engstelle und nachfolgend eine Minderdurchblutung, davor eine Stauung. Das kann auch der Beginn des „offenen Beines" sein. Vorher baut sich durch erhöhten Druck auf die Vene von innen ein erhöhter Plasmaaustritt aus der Vene ins Gewebe auf. Das Ödem ist da.

Therapie:

Elastische Binden oder Kompressionsstrümpfe anlegen. Beine kühlen und hochlegen. Einsatz von blutverdünnenden Medikamenten.

Natürlich:

Reparil, Tebonin, des Weiteren Präparate mit Rosskastanienextrakt, Gingko, Mäusedorn, Weidenrinden-Tee, Singulett-Th. Magnesium, Ozon-Therapie, Neue Schmerz-Therapie nach Ullrich (NSTU).

Chemisch:

ASS (Aspirin), Iscover, Marcomar u.a.

Ernährung:

Wenig tierische Eiweiße, mehr Bewegung, wenig Kuhmilchprodukte.

2. Orthostatisches Ödem

Verkäuferinnen-Krankheit. Bei vorhandener Kapillarpermeabilität (Durchlässigkeit) zeigen sich durch zu langes Stehen Schwellungen und Spannungsgefühl in den Beinen. Plasma drückt sich durch die Venen ins Gewebe. Venenklappenschwäche ist oft eine Folge von angeborener Bindegewebsschwäche.

Therapie:

In den Pausen Beine hochlegen, mehr Beinbewegung.
Kombinierte, physikalische Therapie (KPE). Ausgleichssport wie Schwimmen, Radfahren, Aerobic. Neue Schmerz-Therapie nach Ullrich (NSTU).

3. Das idiopathische Ödem

Es tritt häufig bei Frauen nach der Menopause auf. Auch hier liegt die Ursache in der erhöhten Wanddurchlässigkeit der Venen. Ursache ist ein „Altern" der Venen und Venenklappen. Die Venenwände und Venenklappen verlieren an Elastizität.

Bein hochlegen, schlafen mit Venenkissen. Ausgleichssport.

Natürlich:

Einnahme von pflanzlichen Hormonen wie Remifemin als Komplexmittel oder Cimicifuga, Katzengamander, Taubnessel, als Einzelmittel.

Homöopathisch kommen Sepia, Tigerlilie, Pulsatilla, Sanguinaria infrage.

Chemisch:

Hormone in vielen Formen. Der Naturheilkundler lehnt diese Hormone im Allgemeinen aufgrund der teils gravierenden Nebenwirkungen ab.

4. Diuretika-induziertes Ödem

Diuretika dürfen nur bei schweren Herz-, Leber- oder Nierenerkrankungen als Ödemursache verordnet werden. Dazu gehören Aszites durch Leberzirrhose, schwere Herzinsuffizienz, schwere Niereninsuffizienz und Altershochdruck.

Bei allen anderen Ödemen sind sie kontraindiziert.

Es kommt ansonsten zu Kalium- und Wassermangel. Die Hormonproduktion wird gesteigert. Dadurch erhöht sich die Salz- und Wasserretention. Es bauen sich neue Wasseransammlungen auf.

Therapie:

Bei irreparablen Herz-, Leber- und Nierenschäden müssen je nach Ursache teilweise chemische Medikamente gegeben werden. Die Ursache des Altershochdrucks wird meist nicht gefunden. Im BFD-Test zeigt sie sich fast immer als Stenokardie, als Altersherz bzw. Herzmuskelverhärtung. Die lässt sich wunderbar über die Colon-Hydro-Therapie beseitigen. Die CHT lässt im ganzen Körper alle Muskeln, Sehnen und Bänder wieder weich und elastisch werden, auch den Hohlmuskel Herz, sowie die Muskelpumpe der Venen und Lymphe.

5. Das traumatische Ödem

Es zeigt sich sofort nach Brüchen, Prellungen, Sehnenan- und -abrissen, Stößen und Verstauchungen. Dabei werden kleine Lymph- und Blutgefäße zerrissen. Es kommt zum Freiwerden von Gewebswasser und Blut. Bei schweren Verletzungen ist eine sofortige medizinische Versorgung notwendig

Therapie:

In leichteren Fällen bei Verstauchungen, Anrissen, Prellungen hilft sofortige Kühlung mit Eisspray, Kalt-Wasser-Umschlägen.

Äußerlich ist ein Retterspitz-Wasser-Gemisch optimal, später helfen Arnika-Salbe und Heparin-Gel. Innerlich empfehlen wir Arnika D4 mit Retterspitz-innerlich. Den Verletzungsbereich ruhigstellen. Die Schwellung muss ständig gekühlt werden.

Traumeel-Injektionen rund um den Herd oder an die Lymphbahnen.

6. Das vaso-vegetative Ödem

Seltene Fehlregulation des vegetativen, sympathischen Nervensystems. Es entsteht eine Veränderung des Gefäßtonus gepaart mit einer Erhöhung der Kapillarpermeabilität. Auslöser ist meist ein Trauma. Das Ödem entsteht nicht am Unfallort, sondern an den Extremitäten.

Therapie:

wie unter Punkt 5. In erster Linie muss das Trauma behandelt werden. An den ödematösen Extremitäten kann die „Neue Schmerz-Therapie nach Ullrich“ durchgeführt werden. Injektionen mit „Traumeel“ an die Lymphbahnen.

7. Das ischämische Ödem

Arteriosklerotische Erkrankungen führen durch Sauerstoff- und Nährstoffmangel zum Absterben von Gewebe. Durch Minderdurchblutung kommt es zu Gangrän und Nekrosen sowie erhöhter Kapillardurchlässigkeit. Typisches Beispiel dafür ist der diabetische Fuß.

Natürliche Therapie:

Ernährung auf den Diabetes korrekt abstimmen. Die Insulingaben mit der Ernährung abstimmen.

Ozon-Therapie, Singulett-Sauerstoff-Therapie mit Magnesium. Interfemoral-Injektion von Fa. Infirmarius-Rovit in die Femoralis-Arterie.

Neue Schmerz-Therapie nach Ullrich mit dem Akupunktur-Therapie-Stift oder mit dem Monocrom-Pen.

Den Fuß kühlen, je nach Schweregrad medizinisch versorgen lassen.

8. Das chronisch-entzündliche Ödem

Dies tritt meist beim rheumatischen Formenkreis auf. Hier ist festzustellen, um welche Rheumaerkrankung es sich handelt. Es gibt ca. 450 Formen.

Ca. 80% aller rheumatischen Erkrankungen in unserer Praxis fallen unter die Gruppe der Psoriasisarthropathien (Schuppenflechte auf der Knochenhaut). Von Schuppenflechte können ca. 2 m^2 Außenhaut, ca. 400 m^2 Schleimhaut bei Asthma, Heuschnupfen, Colitis ulcerosa usw. und ca. 1/2 m^2 Knochenhaut befallen sein. Meistens zuerst die Knie mit unterschiedlich starken Entzündungen zwischen rechter und linker Seite, dann sind als nächstes meist die Finger betroffen. Durch die Entzündung entsteht ein „dickes Knie“.

Der Rheumafaktor ist immer negativ.

Jeder 2. Patient mit Psoriasis-Arthritis hat keine Außenhautprobleme.

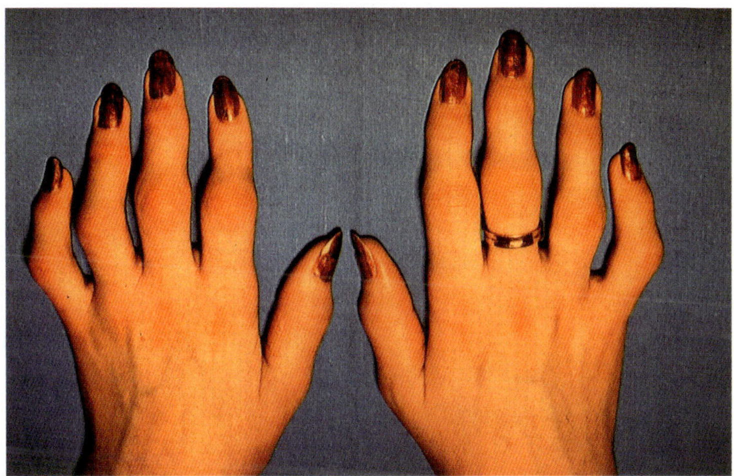

Ca.10% aller Europäer leiden unter einer Form der Psoriasis (eigene Beobachtung).

Therapie:

Kortison, Diclofenac, Chemo-Therapie (MTX)

Chemisch: Schulmedizinisch unheilbar

Natürlich:

Ca. 40 - 60 CHT mit 3 Akut-Phasen, Weglassen von Kuhmilchprodukten, Hefen, eventuell Zitrusfrüchten und Gewürzen. Nierenfehler suchen, finden und therapieren. Anti-Pilzmittel, wie Nystatin, verordnen. Darmflora aufbauen und der Patient wird wieder fit.

9. Das kardiale Ödem

Infolge einer Rechtsherzinsuffizienz entsteht ein erhöhter, venöser Druck in den Venen. Dieses Ödem tritt im allgemeinen nur an den Beinen auf (Beinödem)

Therapie:

Allopatisch:

Ursache behandeln, eventuell Blutdruck senken. ACE-Hemmer und Diuretikapräparate.

Natürlich:

Natürliche Strophantin-Präparate. Harntreibende Medikamente, die Wacholder-, Birken-, Petersilien-, Spargel- u. a. Extrakte enthalten. Linksherzinsuffizienz verursacht ein Lungenödem. Häufig treten Rechts- und Linksherzinsuffizienz gepaart auf.

10. Das Schwangerschafts-Ödem (Gestose = Schwangerschaftshypertonus)

Hier kann es durch Druck des Embryos auf die Nieren zu einer Schwangerschaftsvergiftung kommen. Wassereinlagerung im ganzen Körper! Besonders aber in den Beinen.

Natürliche Therapie:

Pflanzliche oder homöopathische Diuretika z.B. Pulsatilla D12.

Patientin muss unter medizinischer Beobachtung verbleiben. Lebensgefahr für Kind und Mutter.

11. Das Eiweißmangel-Ödem (Hungerödem)

Wenn Serumeiweiße und Albumine unterhalb eines Grenzwertes liegen, kommt es zu diesem Ödem. Es kann durch Hunger, übertriebenes Fasten, Darmerkrankungen, Leberzirrhose mit hepatorenalem Syndrom und Nierenerkrankungen wie nephrotisches Syndrom entstehen. Ursachen therapieren.

12. Das Ödem durch Nierenversagen

Auffallend sind die Lidödeme. Ursachen sind Niereninsuffizienz, Glomerulonephritis oder nephrotisches Syndrom. Krankenhaus!

13. Das akute allergische Ödem

Es tritt meist nach einem Insektenstich oder unverträglicher Injektion in betroffenen Bereich auf, selten am ganzen Körper. Es besteht eine Eosinophilie und eine Erhöhung der IgE im Blut.

Im Notfall schulmedizinische Behandlung.

14. Das toxische Ödem

Durch Gifteinwirkung kommt es zu einem lokalen Ödem durch erhöhte Kapillarpermeabilität.

Therapie:

Medikamentöse Behandlung, keine Lymphdrainage. Teilweise besteht Lebensgefahr! Krankenhaus.

15. Das endokrine Ödem

Bei einer Unterfunktion der Schilddrüse sowie einer Überfunktion durch chronische Entzündung, wie Hashimoto Thyreoditis, treten Ödeme manchmal am Vorfuß und Zehen auf. Myxödem. Beim „Cushing-Syndrom“ treten in ca. 50% der Fälle auch Ödeme an den Extremitäten auf. Es gibt noch andere seltene hormonelle Dysbalancen, die mit einer Ödembildung einhergehen.

Therapie:

Ursachen- und medikamentöse Behandlung.

16. Das medikamentös bedingte Ödem

Viele bekannte Medikamente können zu einer Ödembildung führen. Z. B.: Kortikoide, Antirheumatika, Hormone, Kalziumantagonisten.

Therapie:

Medikamentenverzicht oder Wechsel.

17. Das diätisch bedingte Ödem

Lakritz (pflanzliches Kortison) kann ebenso bei größeren Einnahmen, wie auch übermäßige Kochsalzzufuhr sowie Laxantienmissbrauch (Abführmittel) und zu hohe Diuretikadosierung zur Ödematisierung führen.

Therapie:

Ernährungsänderung.

18. Das Angio-Ödem (Angioneurotisches Ödem)

Diese Ödeme treten durch Enzymmangel (C1-Esteraseinhibitor) auf. Es ist meist erblich, kann aber auch erworben sein. Es ist bekannter unter dem Begriff „Quincke-Ödem".

Therapie:

Medikamentöse Behandlung.

19. Das „Höhen-Ödem"

Ab Höhen über 3000 m kann dieses Ödem infolge des niedrigen Luftdrucks auftreten. Durch Sauerstoffmangel kommt es zur erhöhten Kapillardurchlässigkeit. Es kann zu einem Hirn-, Lungen- und peripheren Ödem kommen, einhergehend mit Kopfschmerzen und Erbrechen.

Therapie:

Sauerstoff, eventuell Druckkammer, Kalzium-Antagonisten.

20. Das prämenstruelle Ödem

Besonders im Gesicht und Händen beim prämenstruellen Syndrom auftretend.

Therapie:

evtl. medikamentöse Benhandlung.

Manchmal tritt auch das eine oder andere Ödem in Kombination mit einem anderen auf, besonders beim Beinödem. Die Differenzierung ist dann schwierig.

In leichten Fällen lindern häufig homöopathische Mittel. Z. B. bei ödematösen Oberlidern: Kalium phosphoricum C 30. Bei ödematösen Unterlidern: Apis C 30.

Einen Versuch ist es allemal wert.

6 Adipositas

Sie ist kein Ödem, aber eine Fettspeicherkrankheit, die recht häufig vorkommt. Fast 50% der Gesamtbevölkerung sind inzwischen mehr oder weniger übergewichtig. Es handelt sich hier um eine gleichmäßige Fettgewebsvermehrung von Rumpf und Extremitäten. Adipositas kann viele Ursachen haben:

- Veranlagung, wenn ein oder beide Elternteile darunter leiden
- Überernährung und Fehlernährung
- Bewegungsmangel
- Medikamente, wie Bromverbindungen, Beta-Blocker
- Schilddrüsenunterfunktion, verlangsamte Stoffwechsel
- ständige Diäten, dadurch entsteht ein Ping-Pong-Effekt
- psychogene Probleme wie „Frustesser"

u. v. m.

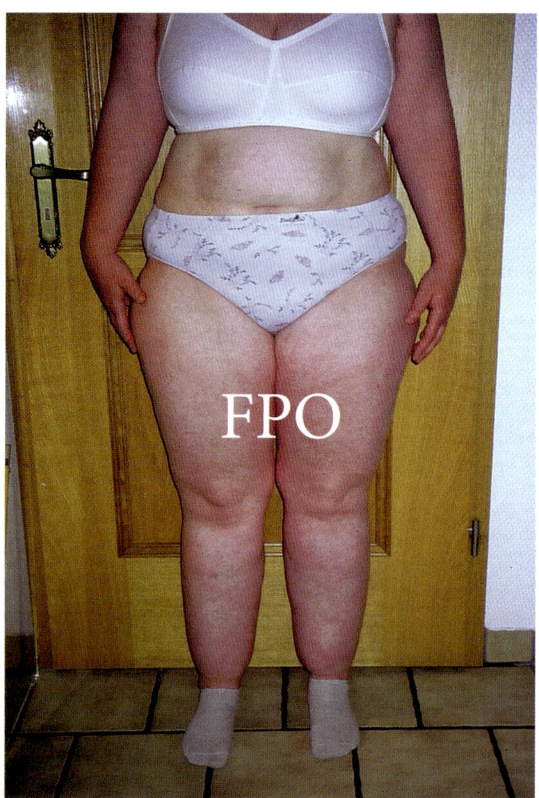

Die Adipositas betrifft Männer und Frauen gleichermaßen und verursacht kaum Beschwerden, außer der Verunstaltung.

Problem: Sie pfropft sich gerne beim Lip- und Lymphsystem noch auf.

Der BMI (Body-Mass-Index) dient der Ermittlung des Körpergewichts, sollte den Wert von 25 beim gesunden Menschen nicht überschreiten und den Wert von 19 nicht unterschreiten. Er errechnet sich folgendermaßen:

$$\text{BMI} = \frac{\text{Körpergewicht in kg}}{\text{(Körpergröße in m zum Quadrat)}}$$

7 Die Lipohypertrophie, Lipome

Beim Lipödem und der Lipohypertrophie handelt es sich um eine hormonelle Fettverteilungskrankheit. Es sind ja hauptsächlich Fette, aber auch Eiweiße (Proteine), Entzündungsstoffe und als Transportmittel Wasser.

Verwechslungen kommen vor zwischen Lipödemen, Lymphödemen, Adipositas und Lipohypertrophie. Unsymmetrisch vorkommende Fettgewebstumore nennt man Lipome. Manchmal sehen sie aus wie Beulen auf der Haut. Sie sind allesamt weich und gutartig.

Ausgedehnte Lipomfelder bezeichnet man als Lipomatosis.

Der Mandelung'sche Fetthals, eine Sonderform, tritt meist bei Männern auf. Es handelt sich hier um einen Fettring, der Oberarm, Hals und Nacken umfasst.

Aus Lipomen und der Lipomatosis entwickelt sich ein Lipödem.

Ein sehr bekannter, bayrischer, schon vor langer Zeit verstorbener Politiker litt unter seinem „Stiernacken". Das Vorstadium eines Lipödems ist häufig die Lipohypertrophie. Sie wird oft auch Lipohyperplasie genannt. Das ist auch richtig.

Lipohypertrophie:

Vergrößerung von Geweben durch Zunahme des Zellvolumens bei gleich bleibender Zellzahl.

Lipohyperplasie:

Vergrößerung eines Gewebes durch Zunahme der Zellzahl bei unveränderter Zellgröße.

Zuerst kommt es zu einer Vergrößerung der Fettzellen und der Fettzellkammer. Wahrscheinlich werden die Fettzellen und Fettkammern durch zuviel weibliche Hormone durchlässiger (Lipohypertrophie), später dann entsteht durch Fibrosierung eine Zunahme der Zellen im weichen Bindegewebe (Hyperplasie). Beide Ausdrücke sind korrekt. Da aber die primäre Ursache eine Vergrößerung der Fettzellen ist, verwenden wir den Ausdruck Lipohypertrophie.

Die Lipohypertrophie kann ein Vorstadium der Lipödeme sein, muss aber nicht.

Es gibt Frauen mit einem verquollenen Gesäß (Reiterhosen-Syndrom), mit ausschließlich verquollenen Oberschenkeln, oft Cellulite genannt, teilweise haben Betroffene nur verdickte Oberarme, manchmal sind nur die Oberschenkel bis zu den Knien betroffen. Manche Formen der Lipohypertrophie bleiben in einem Stadium stehen und vergrößern sich nicht mehr.

Bei vielen schwarzafrikanischen Frauen erkennen wir den typischen „Enten-Po", das nach hinten herausgedrückt erscheinende Gesäß.

Diese Patienten leiden oft zusätzlich unter Adipositas. Dies ist durch Kostreduktion häufig zu verbessern, die Lipohypertrophie leider nicht. Hier liegt oft eine Veranlagung vor.

Eine Patientin aus Köln, 42 Jahre alt, Sportlehrerin, kam zu mir in Behandlung. Sie litt unter einer Lipohypertrophie am Gesäß, den typischen „Enten-Po". Das Gesäß stand richtiggehend nach hinten ab, besaß eine Apfelsinenhaut und es gab, nach Eindrücken der Haut, keine Dellen. Der Oberkörper war schlank.

Sie zeigte mir ihren vollen Terminkalender. Von 9 Uhr morgens bis 20 Uhr abends trieb sie Sport. Tagsüber leitete sie meist Betriebssportgruppen und Vereine, abends war sie in Body-Studios als Trainerin tätig. Das überproportionale, herausstehende Gesäß blieb. Was sie auch anstellte, der Gesäßumfang verkleinerte sich nicht.

Nach 40 Colon-Hydro-Therapien passierte Folgendes. Die Gesäßform veränderte sich. Das Gesäß fiel in sich zusammen und die Haut wurde faltig, die ansonsten kräftigen Waden schrumpften richtiggehend und zeigten Längsfalten. Bei jedem Schritt wackelten die Waden dreimal. Für die Patientin war das alles etwas erschreckend. Zusätzlich bekam sie einen erhöhten Blutdruck. Nackenstarre und Steifigkeit, gepaart mit Kopfschmerzen, setzten ein.

Die Akutphase der Colon-Hypo-Therapie (CHT) begann. Lymphe fließt schlagartig von unten nach oben in den Venenwinkel. Dort kann aber nicht soviel auf einmal in die Blutbahn abfließen. Es staut sich im Schulter-Nacken-Bereich. Da alle Schlacken sauer sind, Säure andererseits zu Verhärtungen an Muskeln, Sehnen, Bändern und Gewebe führt, versteift und schmerzt hier der ganze Körperbereich.

Mit der nächsten CHT lösten sich alle Beschwerden wieder auf.

Nun musste sie allerdings wieder feste Strumpfhosen tragen. Sie hatte 4,5 kg Fett verloren, die Fettzellen haben sich entleert und verkleinert. Erst nach knapp einem Jahr hatten sich Wade und Gesäß durch Sport wieder gefestigt.

Die Akutphase muss sein und das sage ich jedem Patienten, damit er nicht von den „Nebenwirkungen" zu arg überrascht wird.

> Chronische Krankheiten sind unheilbare Krankheiten, nur akute Leiden sind ohne Operation heilbar.

Die Lipohypertrophie ist im Gegensatz zum ausgeprägten Lipödem selten schmerzhaft. Deshalb wird die Lipohypertrophie im Allgemeinen schulmedizinisch nicht behandelt, obwohl sie eine Frühform, bzw. Vorstufe, sein kann.

8 Das Lipödem (Fettödem)

1940 wurde das Wort „Lipödem" von Allen und Hines geprägt. Sie wiesen eine verstärkte Fetteinlagerung ins Fettgewebe nach. Diese Fettzellen sind anders aufgebaut als die Reservefettzellen bei Adipositas.

8.1 Definition

Das Lipödem ist eine meist symmetrische Fettspeicherkrankheit. Andere Autoren sprechen von einer Fettverteilungsstörung.

Sie tritt besonders am Gesäß-, Ober- und Unterschenkel auf. Selten an den Armen.

Die Krankheit beginnt meist am Gesäß (Reiterhosen-Syndrom), schreitet dann über die Oberschenkel fort und erreicht nun die Waden. Jetzt liegt das ausgeprägte Lipödem vor. Hängt ein Wulst über die Knöchel, spricht man vom Suavenhosen-Syndrom.

Im Spätstadium gesellt sich noch ein Lymphödem dazu. Gegen Abend bilden sich zusätzlich oft neue Wassereinlagerungen. Dadurch kommt es häufig zu Spannungs- und Berührungsschmerzen.

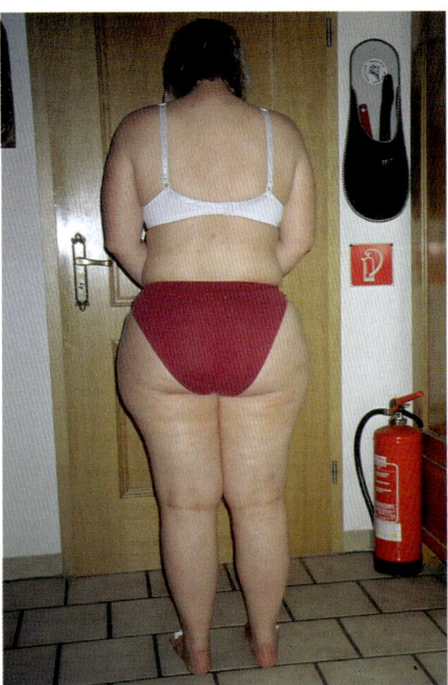

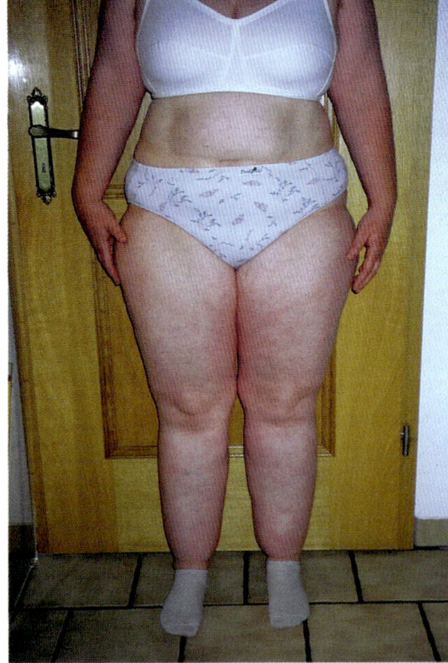

Bei lipödematösen Menschen zeigen sich an den kritischen Stellen bei Druck sofort blaue Flecken (Hämatomen).

Die Krankheit schreitet unbehandelt ständig fort und die Probleme nehmen im Laufe der Jahre kontinuierlich zu.

Lipödeme lassen sich nicht über Sport, Bewegung und Diät beeinflussen.

Zu diesem Krankheitsbild gehören auch je nach Stadium starke Schmerzen, insbesondere nach langem Stehen und beim Liegen in der Nacht.

8.2 Sonderformen

Die Arme können bis zum Handgelenk befallen sein. Es kommt dann zu Schmerzen nicht nur der Arme, sondern auch der Finger.

Das Lipödem kann auch einseitig z. B. am Bein auftreten. Ein Bein ist komplett schlank und grazil, das andere Bein verquollen und schmerzhaft bis zum Knöchel. Im Unterhautgewebe des ganzen Körpers kann es zu „Plattenbildungen“ kommen. Diese Platten können sich verschieben und verursachen dort, wo sie sich gerade befinden, starke Schmerzen, z. B. am Bauch Magenschmerzen, an der Brust Luftnot und Engegefühl, am Gesäß Ischialgien und am Knie rheumaähnliche Schmerzen. Diese Form wird fast immer falsch diagnostiziert, ist aber auch sehr selten.

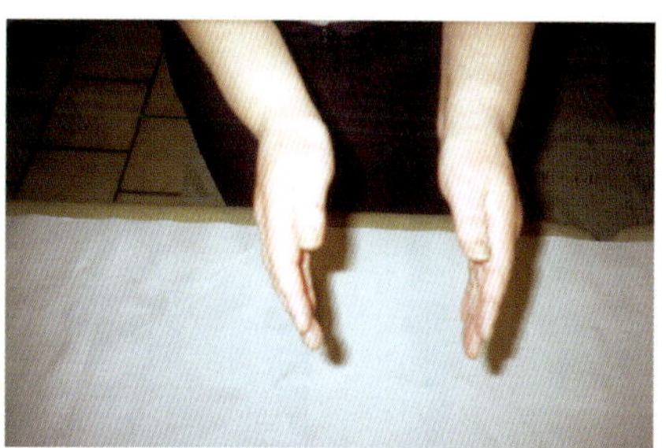

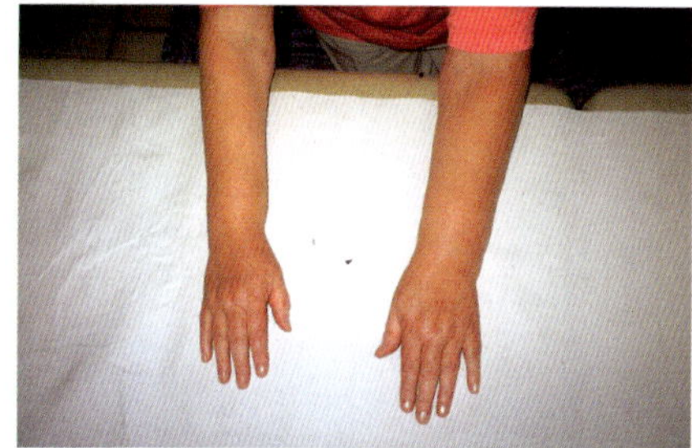

8.3 Äußeres Erscheinungsbild

Lipödeme zeigen sich bei schlanken und adipösen Menschen gleichermaßen.

Der Oberkörper passt nicht zum Unterkörper. Typisch ist der schlanke Oberkörper bis zur Hüfte und das breite Gesäß mit den dicken Beinen. Der Oberkörper ist häufig knabenhaft ausgebildet mit kleinen Brüsten und schmalen Schultern, ab Bauchnabel sehen wir einen überproportional „fraulichen Unterkörper und Beine“.

Die Füße sind nicht befallen.

Die Fettverteilungskrankheit endet oberhalb der Knöchel.

In den ersten Jahren nehmen die Beine eine säulenartige, zylindrische Form an.

Später entstehen oberhalb der Knöchel richtige Wülste. Diese quellen dann über den Schuhrand hinaus.

Im letzten Stadium bauen sich dann richtige Fettlappen an den Beinen auf.

Aufgrund der „aufgedunsen" aussehenden Oberschenkel kommt es zu Gehbehinderungen. Die Beine werden beim Laufen ständig etwas gespreizt, der Gang wird watschelnd und die Beinstellung zeigt sich als X- Bein. Die Patienten laufen sich schnell wund.

Mit den Jahren wird jede Berührung schmerzhaft. Selbst die Kleidung verursacht Beschwerden. Jeder Druck, jeder leichte Stoß lässt die Patienten vor Schmerzen zusammenzucken. An Schlaf ist überhaupt nicht mehr zu denken.

Oft sieht man bei den Betroffenen ein Besenreisergeflecht (Venengeflecht) am Oberschenkel. Sie sind ungefährlich und entstehen durch Stauung.

An den Oberschenkeln kommt es auch gehäuft zur Hämatombildung.

8.4 Vorkommen

Lipödeme treten fast ausschließlich bei Frauen auf. Aber wann?

Es liegt fast immer eine Veranlagung vor.

In seltenen Fällen ist der Auslöser ein Unfall. Ob der Auslöser dabei über ein psychisches oder körperliches Trauma entsteht, ist nicht bekannt.

Das Lipödem kann während der Pubertät, aber auch während der Schwangerschaft auftreten.

Denken Sie dabei an die jungen Frauen, die anfangs eine fast knabenhafte Figur hatten, aber nach Einnahme der „Pille" (Ovulationshemmer) durch Fetteinlagerung an Brust, Gesäß und Oberschenkel eine frauliche Figur bekamen.

Sehr oft zeigt sich das Ödem bei Frauen im und nach dem Klimakterium und verschlimmert sich ständig bis zum Tod. Die Beine wirken später wie Stempel, der Gang ist watschelnd und auffällig.

Auch bei Männern kann die Krankheit ausbrechen. Es liegt dabei aber immer eine hormonelle Störung durch zuviel weibliche Hormone vor. Z. B. bei starken Biertrinkern (Hopfen enthält weibliche Hormone). Nach Entfernen der Hoden, sowie nach Prostataresektion mit nachfolgender Hormonbehandlung.

Nach ca. 20 Jahren pfropft sich auf das Lipödem noch ein Lymphödem auf.

8.5 Ursache (Ätiopathogenese)

Die Ursache ist unbekannt. Eine familiäre Disposition ist bekannt. Da weibliche Hormone wie Östrogen immer eine auslösende Rolle spielen, nimmt man an, dass es sich um eine hormonelle Fettverteilungskrankheit handelt.

8.6 Psyche

Häufig sind die lipödematösen Patienten bei stärkerer Ausprägung des Lipödems traumatisiert.

Mit Beginn der Schwellungen versuchen die Frauen durch Sport, Diät und vielen Abmagerungskuren die überflüssigen Pfunde abzutrainieren. Es funktioniert nicht, im Gegenteil, die Unförmigkeit des Unterkörpers nimmt ständig zu.

Die Erfolglosigkeit lässt die Patienten verzweifeln. Sie geben den Kampf gegen die Pfunde auf. So entstehen häufig Frust-Esser.

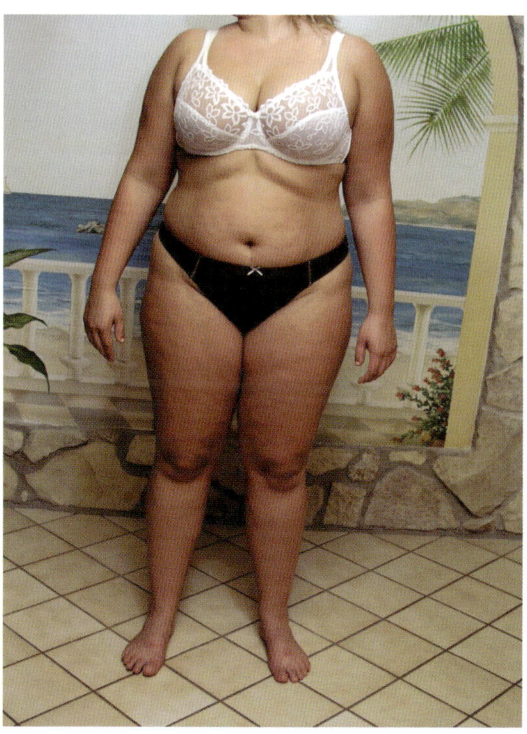

Wenn man schon unansehnlich aussieht, immer Hosen anziehen muss, einen unförmigen Körper verstecken oder durch die Kleidung kaschieren muss, weder ein Strandurlaub noch ein Freibad-Besuch möglich ist, gönnt man sich etwas Gutes. Das „gute Essen" muss als Ausgleich herhalten.

Es entsteht Adipositas.

Kommt es noch zur gesellschaftlichen Ächtung, folgen noch Depressionen. Bei Depressionen helfen Sonne, Sport und Schokolade.

Sonne und Sport gehen nicht, also bleibt nur die Schokolade. Man nimmt weiter zu.

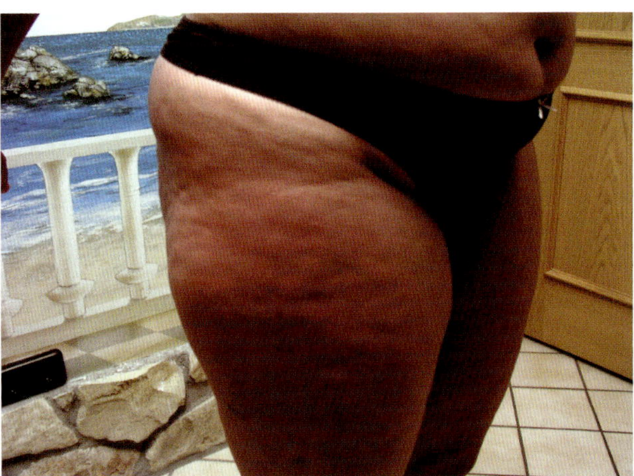

8.7 Östrogen (weibliches Hormon)

Was bedeutet eine Östrogenerhöhung in Bezug auf Lymphfluss, Eiweißtransport, Fetteinlagerung?

- Östrogene bewirken eine Steigerung der Durchblutung, aber auch der Zelldurchlässigkeit und Gefäßerweiterung.
- Natrium und Wasser werden im Körper vermehrt zurückgehalten und gespeichert.
- Es steigert den Eiweißaufbau.
- Triglyzeride, Cholesterin, HDL- und LDL-Fette werden vermehrt gespeichert.

Die Folgen sind:

- Wasserspeicherung erhöht,
- Fettspeicherung erhöht,
- Eiweißspeicherung erhöht,
- Zelldurchlässigkeit erhöht.

Kommt es zu Lymphabflussstörungen durch verquollene, zu große Fettzellen oder vermehrt zur Bildung von Fettzellen? Die Apfelsinenhaut spricht dafür.

Durch die erhöhte Zelldurchlässigkeit der Fettzellen können diese wachsen, verstopfen die Sammelgefäße, behindern den Lymphabfluss und damit auch den Abfluss von Wasser und Eiweißen.

Gewebszellen wachsen ins weiche Bindegewebe, es baut sich eine Fibrosierung auf.

Ohne Fibrosierung ist noch eine Heilung möglich, bei starker Fibrosierung nur noch eine Linderung. Auch die Auslöser wie Schwangerschaft, Pubertät und Klimax sprechen für diese Theorie.

Der Patient isoliert sich. Er geht zum Arzt. Außer Lymphdrainage, Medikamente gegen Schmerzen, unnützen Diätvorschlägen und Medikamente gegen Depressionen fällt den meisten Medizinern auch nichts ein.

Die Hilflosigkeit vieler Arzte und auch das „Nicht-ernst-genommen-Werden" macht die Patienten richtig krank.

Etwa 30% der Lipödematiker werden depressiv. Die Hilflosigkeit lässt den Pegel der Lebensqualität rasch sinken.

Aber es gibt Privatkliniken und Mediziner, die die Probleme zumindest lindern können und sich auch mit dieser Krankheit intensiver beschäftigen.

Und mit diesem Buch werden neue Therapien bekannt, die auch endlich, soweit es sich nicht um den Endzustand handelt, den Zustand verbessern können.

8.8 Einteilung in Stadien

Man unterscheidet 3 Stadien.

Stadium 1

Das Unterhautgewebe ist verdickt, die Hautoberfläche glatt. Die Fettstruktur ist feinknotig. Es bildet sich eine „Orangenhaut", „Apfelsinenhaut", Cellulite. Dieses Stadium wird nicht so ernst genommen. Viele ältere Frauen bekommen am Gesäß und den Oberschenkeln eine „Orangenhaut". Die Patienten versuchen es mit Sport und mit diversen Diäten. Man geht noch nicht zum Arzt.

Noch versucht man es mit „straffenden" Cremes. Selten lassen sich die Patienten schon in diesem Stadium eine Kompressionsstrumpfhose oder Kompressionsstrümpfe verordnen. Die meisten halten dieses Stadium für ein kosmetisches Problem.

Stadium 2

Die Hautoberfläche ist uneben. Die Fettstruktur ist grobknotig. Es liegt eine Apfelsinenhaut mit größeren Dellen vor. Man nennt diese dellenförmige Haut auch Matratzenhaut.

Sobald die Schmerzen einsetzen und der Körperumfang zunimmt, geht der Patient zum Therapeuten und lässt sich behandeln. Alle Therapien, die eine Linderung und Heilung versprechen, sind einzusetzen.

Stadium 3

Das Gewebe wird härter, es fibrosiert. Großlappige deformierende Fettlappen entstehen. So weit kommt es allerdings selten. Therapie wie unter „Stadium 2".

9 Diagnoseverfahren

Meist kann man schon durch Anamnese, Inspektion und Palpation die Problematik und die Art des Ödems klar erkennen. Aber da es verschiedene Mischformen gibt und zur Feststellung der einzelnen Krankheitsstadien müssen teilweise apparative Diagnoseverfahren zusätzlich eingesetzt werden.

Anamnestische Fragen:

- Welche Erkrankungen bestehen insgesamt?
- Liegen Herz- oder Nierenerkrankungen vor?
- Ist schon einmal eine schwere Infektion am Bein aufgetreten? Z. B. eine Erysipel (Wundrose).
- Seit wann besteht das Ödem?
- Wo liegen die Ödeme?
- Welche Ursachen können vorgelegen haben?
- Wurden oder werden Kompressionsstrümpfe getragen?
- Welche Behandlungen sind bisher durchgeführt worden?
- Wurde schon einmal eine Strahlentherapie durchgeführt?
- Gibt es familiäre Häufungen der Ödeme?
- Fiel die Ödementstehung in die Zeit der Pubertät, Schwangerschaft oder Klimakteriums?

9.1 Inspektion

Die Inspektion umfasst die Sichtkontrolle des Körpers und der der Haut.

- Besteht ein Ödem auf dem Fuß- oder Handrücken?
- Liegt ein symmetrisches oder asymmetrisches Ödem vor?
- Hautfarbe: ist sie gerötet, teigig oder bleich?
- Liegt eine Besenreiser-Venenzeichnung am Oberschenkel vor?
- Besteht ein Ekzem oder Fußpilz?
- Sind Lymphzysten vorhanden?
- Tritt Lymphe aus der Haut aus?
- Können Sie sich schmerzfrei bewegen?
- Gibt es Strahlenschäden?

Palpation

- Lassen sich Dellen in die Haut eindrücken und bleiben die ca. 1 min tastbar?
- Ist das Gewebe hart, bei Druck schmerzhaft?
- Liegen Fibrosen vor, lassen sich diese verschieben?
- Messungen von Unterarm, Oberarm, Hüfte, Oberschenkel und Wade.
- Messung des Körpergewichtes.
- Kontrolle über das Stemmer'sche Zeichen.

Die Befragung, Sichtkontrolle und das Abtasten der typischen Stellen reicht als Grunddiagnostik im Allgemeinen aus.

9.2 Hochauflösende Sonographie

Zusätzlich kann die hochauflösende Sonographie eingesetzt werden. Damit können Lymphknoten, Venengefäßveränderungen und seit Neuestem auch Veränderungen in Haut- und Unterhautgewebe beim Lip- und Lymphödem festgestellt werden. Sie zeigt beim Lipödem eine gleichmäßige Verbreitung und schneegestöberartige Veränderung des Unterhautfettgewebes.

Es handelt sich hier um ein Ultraschall-Verfahren und arbeitet nicht mit radioaktivem Material.

9.3 Lymphographie

Es ist ein selten angewendetes, röntgendiagnostisches Verfahren zur Darstellung von Lymphgefäßen und Lymphknoten unter Verwendung von, in diesem Fall, wässriger Lösung. Wässrige Lösung deshalb, weil danach Kompressionsstrümpfe angezogen werden.

Das moderne Verfahren ist die Lymphoszintigraphie.

9.4 Lymphoszintigraphie

Es handelt sich hier um ein nuklearmedizinisches, bildgebendes Verfahren.

Es werden kurzlebige Radionukleide, in diesem Fall Techneticum-markierte Eiweißstoffe in den zu kontrollierenden subkutanen Bereich gespritzt und vom Lymphsystem aufgenommen.

Über einem genau vorgeschriebenen Bewegungsablauf, den der Patient durchführt, kann der Weg der markierten Eiweißstoffe mittels Kamera aufgenommen werden. Er wird aufgezeichnet und damit der Transportweg durch die Lymphe nachgewiesen.

Mit dieser Untersuchungsmethode wird nachgewiesen, ob bereits ein Lymphödem vorliegt.

9.5 Stemmer'sche Zeichen

Auch das Stemmer'sche Zeichen zeigt uns, ob schon ein Lymphödem zum Lipödem vorliegt.

Bildet sich beim Zusammendrücken der Haut oberhalb des 2. Zehens eine Falte, liegt der Normalzustand vor, also kein Lymphödem. Bildet sich beim Zusammendrücken der Haut keine Falte, liegt ein Lymphödem vor.

9.6 Differenzierung von Lip- und Lymphsystem Adipositas und Lipohypertrophie

Kriterien	Lipsystem	Lymphsystem	Lipohypertrophie	Adipositas
Gleichmäßig	fast immer	nein	fast immer	ja
Schmerzen am Odem	ja	nein	nein	nein
Hämatombildung	ja	nein	nein	nein
Erysipelneigung	nein	ja	nein	nein
Fußrückenödem	nein	ja	nein	manchmal
Handrückenödem	nein	ja	nein	manchmal
Stemmer'sche Zeichen	nein	ja	nein	selten
Kombinationen	ja	ja	ja	ja
Orangenhaut	ja	nein	ja	manchmal
Fastenkuren hilfreich	nein	nein	nein	ja
Vertiefte Querfalten am Zehengrundgelenk	nein	ja	nein	manchmal
Wülste am Knie	nein	ja	nein	nein
Dellenbildung	ja	nein	ja	nein
Haut	weich, wellig, knotig	glatt, prall	weich, wellig, knotig	weich, wellig

9.7 Untersuchungsmöglichkeiten bei Verdacht auf Lip-, Lymphödem, Lipohypertrophie und Adipositas

Untersuchungen	Lipödem	Lymphödem	Lipohypertrophie	Adipositas
Palpation	X	X	X	X
Anamnese	X	X	X	X
Inspektion	X	X	X	X
hochauflösende Sonographie	X	—	X	—
Lymphszintigraphie	X	X	X	—
BMI (Body-Maß-Index)	X	X	X	X
Stemmer'sche Zeichen	—	X	—	—

Im Allgemeinen reichen die nicht apparativen Diagnoseverfahren für einen erfahrenen Therapeuten aus. Nur bei einem Verdacht auf maligne Veränderungen werden noch Kernspintomographie und eine Xeroradiographie durchgeführt.

Der Body-Maß-Index sollte immer zwischen 19 kg/m^2 und 25 kg/m^2 liegen.

Hinzu kommen, je nachdem, 4-5 kg ödembedingtes Fett. Ab 30 kg/m^2 ist eine Reduktionsdiät notwendig.

9.8 Übersicht über die Therapiemöglichkeiten bei Lipödemen zum Lindern und Heilen beim Lip-, Lymph- und Lip-Lymphödem

1. Allgemeines zu den Therapien
2. Sport
3. Diäten und Fastenkuren
4. Manuelle Lymphdrainage
5. Die apparative Lymphdrainage
6. Kompressionsverband
7. Kompressionsstrümpfe und Strumpfhose
8. Liposuktion (Fettabsaugung)
9. Infrarot-Behandlung (Behandlung mit Rotlicht)
10. Ernährung
11. CHT (Colon-Hydro-Therapie)
12. NSTU (Neue Schmerz- und Lymph-Therapie nach Ullrich)

9.9 Behandlungsmöglichkeiten bei Lip-Lymphödemen, Lipohypertrophie und Adipositas

Behandlung	Lipödem	Lymphödem	Lipohypertrophie	Adipositas
Manuelle Ganzkörper-Lymphdrainage	X	X	X	X
Kompressionsbehandlung mit Bandagen	—	X	—	—
Kompressionsbehandlung mit Kompressionsstrümpfen Lympho-Press	X	X	—	—
Medikamentöse Therapie	—	X	—	X
Gymnastik	—	X	—	X
Psychische Begleitbehandlung	X	X	X	X
Infrarot-Therapie	X	X	X	—
Neue Lymph- und Schmerz-Therapie nach Ullrich	X	X	X	—
Colon-Hydro-Therapie	X	X	X	—

9.10 Therapien zum Lipödem

1. Sport

Sollte nur in Verbindung mit Kompressionsstrümpfen oder Kompressionsstrumpfhose durchgeführt werden. Sport hat keinen Einfluss auf das Lipödem. Leichte sportliche Betätigung wie Steppen, Radfahren, Schwimmen, Laufband sind erlaubt.

2. Diäten

Sport mit Kompressionsstrümpfen und Reduktionsdiät ist angebracht bei gleichzeitig bestehender Adipositas. Auch Nahrungsergänzungsmittel, Medikamente, Salben usw. sind ohne komplette Entstauungs-Therapie und anderen nicht hilfreich. Selbst bei Fastenkuren über 4 Wochen habe ich keinen dauerhaften Erfolg gesehen.

3. Manuelle Lymphdrainage

Auch wenn es neue Verfahren zur Linderung eines Lipödems gibt, werden althergebrachte Therapien immer noch gebraucht und sind manchmal unabdingbar.

Dazu gehören die Lymphdrainage-Techniken. Voraussetzung ist die richtige Hautpflege. Die Haut sollte gepflegt, sauber und möglichst frei von Hauterkrankungen wie atopischem Ekzem, Psoriasis (Schuppenflechte), Schrunden und Fußpilz sein. Schlimmstenfalls muss zeitweise Hydrocortison-Salbe verwendet werden. Die Haut sollte mit einer im sauren pH-Bereich liegenden Seife (pH 5) gereinigt werden.

Die Lymphdrainage ist ein Teil der kombinierten physikalischen Therapie und zumindest hilfreich. Sie ist allerdings keine heilende und keine Ursachenbehandlung. Angewendet wird diese Drainage gerne beim Lipo-Lymphödem.

Wirkungsweise

Durch Anregen der Lymphgefäße durch besondere Grifftechniken soll Lymphe zum Abfluss in die Venenwinkel gebracht werden. Parallel dazu Lymphe auch durch die Anastomosen gedrückt werden. Erreicht werden soll dazu ein Verschieben der Lymphe aus einem ödemreichen Gebiet in ein ödemarmes Gebiet in Richtung Anastomosen.

Wirkung

Sogwirkung durch Vorbehandlung. Druckwirkung, um die Fließfähigkeit zu erhöhen. Verschiebung der Flüssigkeit in die Anastomosen. Fibrosierungen lockern.

Um das Lymphsystem zu entstauen, beginne ich mit der Drainage nicht an den Extremitäten, sondern am herznahen Bereich. Dadurch entsteht für die Lymphe eine Sogwirkung. Die anschließende Pumpwirkung verbessert sich durch die Entstauung.

Ist nun der Lymphstau aufgelöst worden, wende ich mich als Therapeut den Extremitäten zu. Von hier aus schiebe ich die Lymphflüssigkeit einerseits wieder in den herznahen Bereich, andererseits bei kleineren Stauungen in die Kollateralen. Das wären im Straßenverkehr die Umgehungsstraßen.

Der Erfahrung des Therapeuten obliegt es, zu entscheiden, wie kräftig die Lymphdrainage durchgeführt wird. Am Hals etwas zarter, um die dicke Fettschicht zu durchdringen, stärker.

Hilfreich ist noch eine Akupressur an Händen und Füßen. Der Patient liegt auch hier auf dem Rücken. Sie dauert nur jeweils 15 – 30 min. und unterstützt die manuelle Lymphtherapie.

Es wird der Fußrücken im zehennahen Bereich fest massiert. Damit werden reflektorisch Organe und das Lymphsystem behandelt. Die Behandlung ist etwas schmerzhaft.

Entsprechend verfährt man auch mit dem Handrücken. Es werden immer beide Füße und beide Hände behandelt. Man kann damit sogar die schlecht beeinflussbare Bauchlymphe aktivieren. Empfehlenswert ist auch die Akupunktmassage am Ohr mittels eines „Penzelstiftes“ (Akupunktmassage nach Penzel). Es ist eine Streichmassage der äußeren Rille hinter dem Ohr von oben nach unten.

Die Lymphdrainage dauert etwa 1 Stunde, die Zusatzbehandlungen ca. 30 min.

Nach jeder Lymphehandlung sollten die Kompressionsstrümpfe oder -hose angelegt werden.

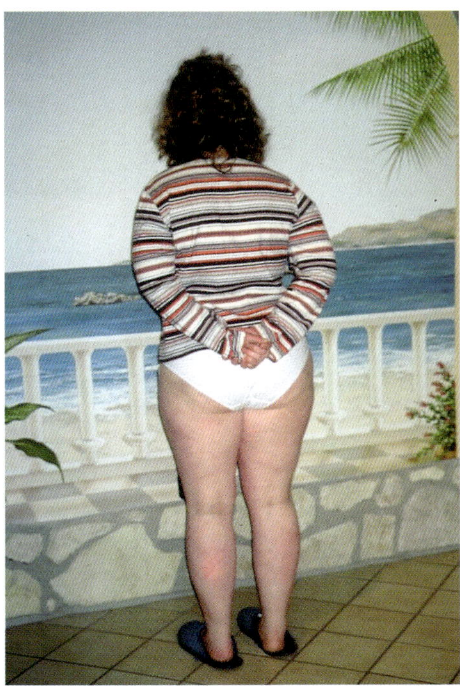

Kontraindikationen der Lymphdrainage

- akute Entzündungen
- Beinödeme aufgrund einer Herzschwäche!
- bösartige Tumore!
- Schwangerschaft
- Periode
- Thrombosen im Bauchbereich
- frische Operationen
- Verkalkung der Halsschlagader
- Bluthochdruck

9.11 Die apparative Lymphdrainage

Die apparative Lymphdrainage kann die manuelle Therapie eines guten Behandlers nicht ersetzen.

Nur der Therapeut sieht, wo sich Lymphstauungen befinden. Diese müssen vom Therapeuten in die richtige Richtung aufgelöst werden. Das kann die Maschine nicht.

Sie massiert immer vom Extremitätenende zum Herz, bzw. Körper hin.

Je nach Lage der Ödeme werden Hosen oder Jackenmanschetten angezogen (Lympho-Press). In den Manschetten befinden sich je 1 Dutzend sich überlappende Druckkammern, die die Extremitäten wie ein Rollmechanismus von außen nach innen bis in den Bauchraum mittels Luftdruck massieren. Der Massagedruck und die Geschwindigkeit sind in der Stärke jeweils an Armen und Beinen einstellbar.

Diese Geräte dienen der Erhaltung der Therapie.

Vorteile:

- Es ist eine unterstützende Therapie.
- Sie kann jederzeit zu Hause durchgeführt werden, dadurch Zeitersparnis.
- Auch fibrosiertes Gewebe wird mit massiert.
- Gleichzeitige Behandlung beider Beine oder beider Arme.
- Einzelzonen sind wählbar.
- Einfache und bequeme Bedienung mit Timer.
- Ideale Ergänzung zu allen Therapien bei Lip-Lymphödemen.
- Im Stadium 3 darf nur noch mit einem Druck von max. 70 mm Hg gearbeitet werden.
- Die Wechselwirkung von Druck und Entspannung verbessert die Blutzirkulation und steigert die Drainage des Lymphsystems.
- Besenreiser- und Hämatombildung werden verringert.

Adresse: www.strackair-shop.de

Nachteile:

- Es ersetzt nicht den guten Lymph-Therapeuten.
- Die Staustellen der Lymphe sollten vorher behandelt werden.

9.12 Der Kompressionsverband

Anfangs sollten die deformierten Arme oder Beine bandagiert werden. Es hat eine lindernde Wirkung. Der Patient sollte sich das vom Therapeuten genauestns zeigen lassen und die Beine regelmäßig wickeln. Möglichst im Beisein des Therapeuten auch ruhig üben.

Vorteile der Kompressionsbandage:

- Der Gewebedruck wird so weit erhöht, dass aus den Kapillaren aufgrund des „Platzmangels" nicht mehr so viel Plasma aus dem Blut ins Gewebe herausgedrückt wird.
- Von außen wird durch die Bandage den Muskeln der Lymphgefäße ein stabiler Widerstand entgegengebracht. Dadurch wird die Qualität der Muskelarbeit erhöht.

Mit der Bandage kann ich genauestens den Druck auf das Gewebe variieren. Bei Stützstrümpfen ist der Druck vorgegeben und kann im Nachhinein nicht mehr verändert werden.

Es wird nach der Lymphdrainage der Rückfluss der Lymphe verhindert.

Durch den Druck werden die Gefäßdurchmesser der Lymphe verkleinert und damit die Fließgeschwindigkeit erhöht.

Das, was für die Lymphe gilt, gilt allerdings auch für das venöse System der Extremitäten. Das ist besonders für das Phlebo-, Lip-, Lymphsystem vorteilhaft.

Auch hier sollte eine saure (pH 5) Creme nach gründlicher vorheriger Reinigung der Extremitäten aufgetragen werden.

Um einen Puffer zwischen Haut und Kompressionsverband zu schaffen, kann unter dem Kompressionsverband ein Schlauchverband aufgezogen werden.

Fehler, die häufig gemacht werden:

- Der Verband wird nicht regelmäßig angelegt und getragen.
- Der Kompressionsverband darf auf keinen Fall den Lymphfluss oder den venösen Rückfluss unterbrechen. Deshalb sollten die Fingerkuppen oder Zehenkuppen frei bleiben. Es kann damit auch durch „blau Anlaufen" der Kuppen die Straffheit überprüft werden.
- Ist der Kompressionsverband nicht fest genug, ist er sinn- und nutzlos.
- Die Bewegungsfreiheit der Gelenke und der Extremitäten muss gewährleistet sein.
- Im Stadium 3 des Lipödems wird aufgrund der Schmerzen eine Schaumstoffunterfütterung im Unterschenkelbereich benötigt.

Üben Sie das Anlegen der Bandage mit dem Therapeuten so lange, bis der Verband die richtige Lage und Straffheit besitzt!

9.13 Kompressionsstrümpfe und Kompressionsstrumpfhosen

Linderung schafften auch die Kompressionsstrumpfhose und die Kompressionsstrümpfe. Sie sollten für den Patienten speziell angefertigt werden. Es wird immer noch viel Schindluder mit Serienstrumpfhosen getrieben, die dann als Sonderanfertigung berechnet werden.

Prinzipiell sind die Flachstrick-Strumpfhosen, bzw. -strümpfe dem Rundstrickverfahren vorzuziehen, Flachstrick-Strumpfhosen haben immer eine Naht. Diese Strümpfe mit Naht können exakt an das deformierte Bein angepasst werden. Das heißt, der Sitz ist perfekt und die Druckverteilung optimal. Dieser Strumpf kann nicht so leicht überdehnt werden wie der rundgestrickte Kompressionsstrumpf. er Druck sollte unten am Knöchel am höchsten sein und nach oben zur Leiste hin leicht abfallen.

Die Compliana von rundgestrickten Kompressionsteilen ist zwar größer, hilfreicher und passgenauer sind aber die flachgestrickten Kompressionsstrümpfen oder -hosen.

Auch die sportliche Betätigung sollte nur mit Kompressionsstrümpfen oder Kompressionsstrumpfhosen durchgeführt werden.

Bei stehender Tätigkeit als Verkäuferin z. B. muss die Strumpfhose ständig während der Arbeit getragen werden.

9.14 Die Liposuktion (Fettabsaugung)

Ende des 2. und im 3. Stadium des Lipödems wird schulmedizinisch eine Liposuktion in Erwägung gezogen. Da ich in diesem Bereich keine Erfahrung besitze, habe ich die Informationen folgendem Heft entnommen:

Das Lipödem und seine Behandlungsmöglichkeiten Lympho-Opt, Therapiezentrum Hirschbach

Die häufigsten Techniken der Liposuktion:

1. Ultraschall-Technik

Die Fettzellen werden durch Ultraschallwellen zerstört und danach abgesaugt. Obwohl sich mit dieser Technik schnell große Fettmengen absaugen lassen, gibt es auch Nachteile;

- Gefahr der Hautüberhitzung bis zur Verbrennung.
- Dellenbildung.
- Asymmetrische Körperformen nach der Absaugung.
- Gelegentlich entsteht Wundsekret.

2. Lipopulsing

Die Fettzellen werden durch hochfrequente elektromagnetische Wellen aufgelöst und abgesaugt.
Geringe Langzeiterfahrung.

3. Liposuktion mittels Wasserstrahl

Sehr neue Methode.

- Keine Langzeiterfahrung
- Narkose

4. Tumeszens-Technik

In das zu beseitigende Fettgewebe werden eine Lösung aus Wasser, Kochsalz, ein Betäubungsmittel und andere Zusätze eingeleitet. Durch den hohen Druck trennen sich die Fettzellen voneinander und können leicht abgesaugt werden. (Tumeszens = Anschwellung)

5. Die Lymphgerechte Liposuktion

In den letzten Jahren wurden zahlreiche Suktionen dieser Art durchgeführt, wichtig ist es, dass der Lymphabfluss verbessert wird. Es wird mit großen Flüssigkeitsmengen gearbeitet. Dabei werden vibrierende Rüttler-Kanülen angewendet. Das Absaugen geschieht dann in Richtung der Lymphwege. So können die Lymphzüge nicht zerreißen.

Prinzipiell sollte die Fettabsaugung erst nach dem 35. Lebensjahr durchgeführt werden, da bis dahin die Fettzellen noch nicht optimal ausgebildet sind. Es können sich sonst nach der Operation Dellen bilden.

Nach dem Anzeichnen der betroffenen Stellen auf der Haut wird über eine lange, dünne Nadel mit maximal 3 mm Durchmesser eine vorgenannte Mischung eingespritzt. In dem eingespritzten Flüssigkeitskomplex befindet sich auch ein Lokalanästhetikum (Betäubungsmittel). Dieses lokale Betäubungsmittel belastet wesentlich weniger als eine Vollnarkose.

Während der Einwirkzeit schwellen die Fettzellen an und lösen sich voneinander. Die ganze Operation dauert etwa 2 Stunden.

Im Anschluss an diese Behandlung wird über ungefähr 4 Wochen eine Kompressionsbestrumpfung angelegt. Diese wird für die gesamte Zeit nicht entfernt.

In späteren Jahren kann es trotzdem wieder zur Fettlappenbildung kommen.

Der Vorteil der wesentlich höheren Lebensqualität muss aber eventuell mit folgenden Nachteilen erkauft werden:

- Dellenbilden auf der Außenhaut.
- Asymmetrie des Körpers zwischen rechter und linker Seite. Selten allerdings Missgestaltung.
- Entzündungen in diesem Bereich.
- Nach der Operation kann es zu teilweise oder komplett „wabbelnden" Hautsegmenten kommen.

9.15 Die Infrarot-Therapie

Inzwischen sind die Infrarot-Saunen bekannt geworden. Sie haben den Vorteil, insbesondere für Herz- und andere Kranke, dass die Temperatur 60° Celsius nicht übersteigt.

Es sind relativ kleine Kabinen für maximal 2 Personen. Die 4 Infrarot-Strahler sind jeweils in den Ecken angebracht und produzieren unsichtbares, wärmendes Licht.

Das dringt bis ins Unterhautfettgewebe ein und verbessert die Mikrozirkulation.

Da aber nicht der Sauna-Effekt mit starkem Schwitzen erreicht werden soll, sondern nur eine mäßige Erwärmung, sollte die Therapie-Temperatur nur bei 45° Celsius liegen.

Die manuelle Therapie, bzw. die kombinierte Lymph-Therapie sollte dann im Anschluss erfolgen.

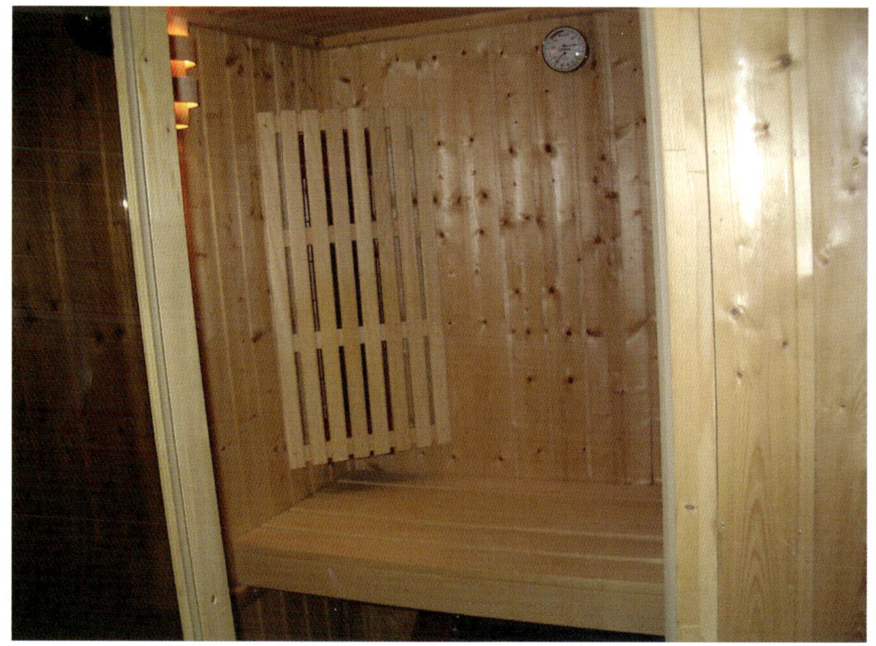

9.16 Allgemeines zu den neuen Therapien

Wir unterscheiden lindernde und heilende Therapien. Für den Schulmediziner sind nicht operative und trotzdem heilende Behandlungen Neuland. Deshalb ist auch dieses Buch für Betroffene und Therapeuten etwas Neues.

In Krankheitsbeschreibung und Untersuchung unterscheidet sich dieses Buch nur wenig von anderen Büchern. Neu sind die Therapien, die ohne Operation erfolgreich sind.

Viele erfolgreiche Bücher sind Bücher, die von drei anderen Büchern abgeschrieben worden sind. Ich schreibe nur, wenn ich etwas Neues gefunden habe. Das wissen viele meiner Leser und Kollegen. Und da ich mir neue, erfolgreiche Therapien nicht patentieren lassen kann, muss ich ein Buch schreiben, um mir über eine ISBN-Nummer mein geistiges Eigentum schützen zu lassen. Natürlich mache ich das nicht ganz uneigennützig. Aber wie viele Betroffene, Leser und Therapeuten profitieren davon!

In diesem Therapieteil werden natürlich alle gängigen Behandlungen vorgestellt.

Damit kann sich der Betroffene ein Gesamtbild über die Möglichkeiten machen.

Er kann die Therapien, die für seine Probleme in Frage kommen, kritisch vergleichen.

krank

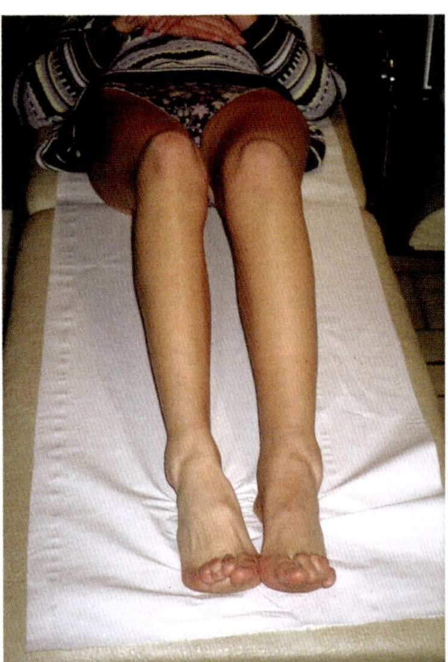

gesund

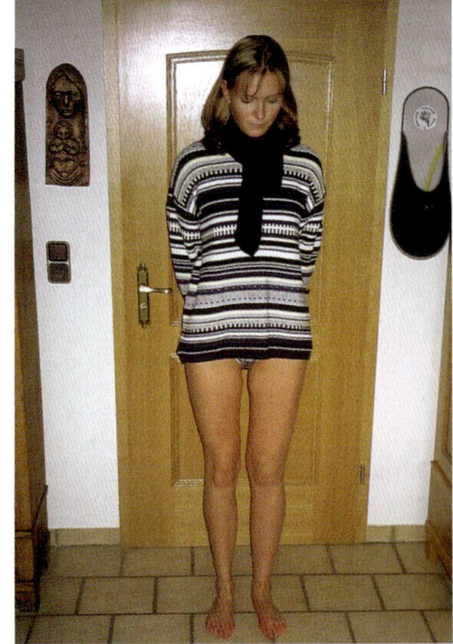

Es ist eine Erleichterung, damit er schnell Informationen über Behandlungsdauer und -kosten einholen kann.

Damit er abwägen kann, welche Behandlung für ihn am sinnvollsten ist.

Das Umfeld, Familie und Bekannte, können sich informieren.

Neu:

1. Ungleichmäßig gewachsenes Lipödem zwischen rechtem und linkem Bein
2. Typische Wulstbildung oberhalb der Knöchel
3. Und das bei einer 21 Jahre jungen Frau

10 Die Colon-Hydro-Therapie

Dickdarm-Wasser-Therapie, kurz CHT genannt

Sie ist eine moderne, hygienisch saubere und geruchsfreie Form effektiver Dickdarmreinigung. Diese wird mithilfe eines meist wandständig angebrachten Colon-Hydro-Automaten durchgeführt. Der Automat ist direkt am Frisch- und Abwasser-System angeschlossen.

Mittels einer Serie von kontinuierlich nacheinander durchgeführten Einläufen mit kühlem und warmem Wasser wird der Dickdarm von teils uralten, in den Darmtaschen fest verwachsenen Kotrückständen nach und nach gereinigt.

Der Colon-Hydro-Automat ist eine deutsche Erfindung, die in den 80er Jahren in den USA als moderne Form des Einlaufs in Krankenhäusern und Praxen eingeführt wurde. 1987 wurden die ersten Automaten in Deutschland installiert.

Hier hielten sie einen Siegeszug sondergleichen, trotz der relativ hohen Anschaffungskosten. Verschiedene Hersteller exportieren diese Automaten inzwischen in alle Welt, von Island bis Korea.

Die Colon-Hydro-Therapie hat die Behandlung vieler chronischer Krankheiten revolutioniert und ist zurzeit durch nichts zu ersetzen.

Viele chronische Krankheiten werden mit dieser Methode von uns therapiert. Wichtig sind dabei häufige Behandlungen. Akut-Phasen, der Mut des Therapeuten, neue Wege zu beschreiten und sich mit diesem einzigartigen System zu beschäftigen, sowie Erfahrungen durch erfolgreiche Therapeuten, sind Voraussetzungen für den Erfolg.

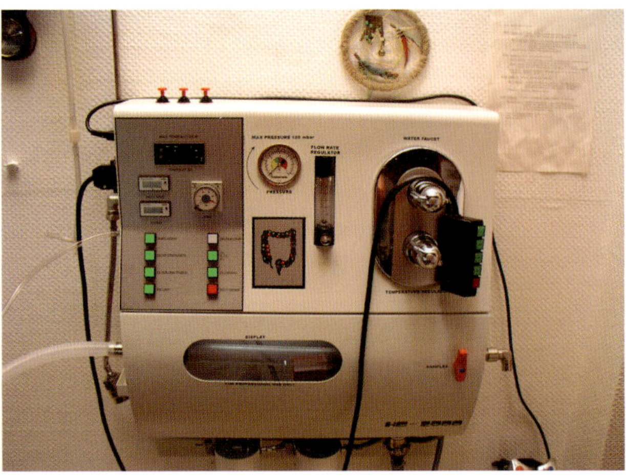

10.1 Praktische Durchführung der CHT

Voraussetzung ist ein spezieller Raum für die Colon-Hydro-Therapie mit eigener Toilette und Umkleidemöglichkeiten. Im Toilettenraum entkleidet sich der Patient im Unterkörperbereich und zieht zur Abdeckung einen Colon-Hydro-Mantel an, der vorne komplett geschlossen ist und nur hinten geöffnet werden kann. Jetzt ist der Schambereich der Patienten immer abgedeckt. So bekleidet legt er sich ausgestreckt in Rückenlage auf die Liege, die möglichst höhenverstellbar sein sollte.

Durch kurzes Drehen des Körpers zur geräteabgewandten Seite, Strecken des

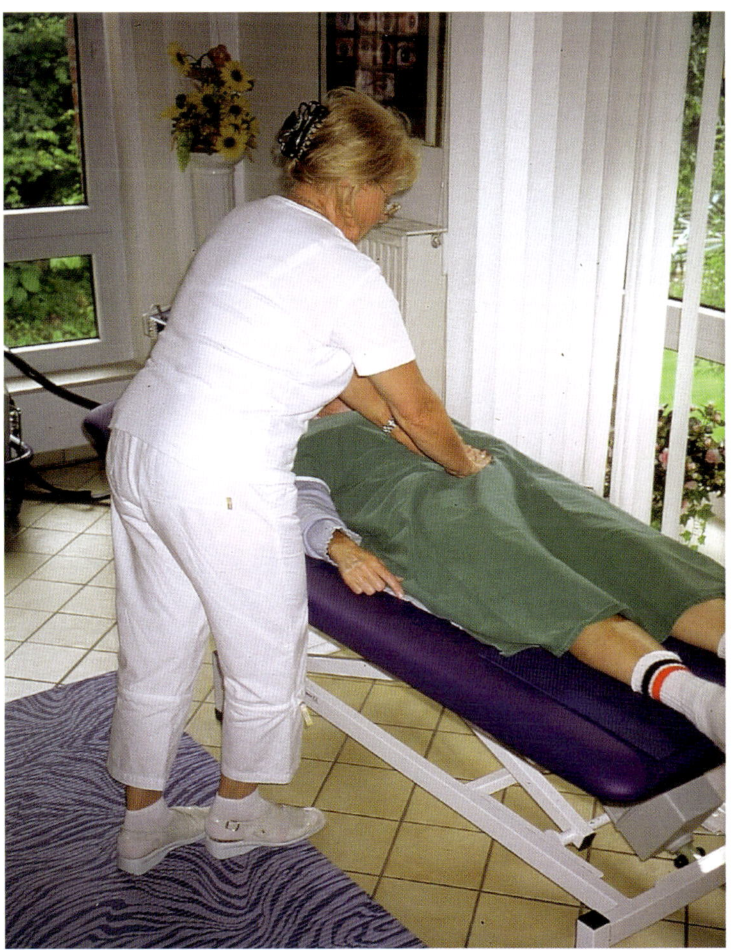

unteren und Anwinkeln des oberen Beines wird die Analmuskulatur entspannt.

Ein „Spekulum" (Röhrchen) wird ca. 5 cm tief anal eingeführt. Am Spekulum befinden sich ein dicker, gerippter Abflussschlauch und ein dünner Wasser-Zufuhrschlauch. Diese werden am Colon-Gerät entsprechend befestigt.

Ein von mir entwickeltes Druckausgleichventil wird zwischengeschaltet und ist fest am Gerät installiert. Es verkürzt die Therapiezeit um 30-50%, entlastet den Patienten und rationalisiert den Vorgang.

Durch Wasserdruck, Temperaturwechsel, Druckausgleich und Darmmassage werden frische und alte Schlacken aus dem Darm gelöst und über einen Klarsicht-Abflussschlauch und Fenster im Gerät, für den Patienten sichtbar, zum Abfluss gebracht.

Anfangs ist der abfließende Kot noch mittel- bis gelbbraun und schwimmt im Abflusssystem oben (frisch). Später nimmt er eine tiefschwarze Farbe (alt) an und fließt ausgegast, langsam, über den Schlauchboden ab. Dieser schwarze Kot ist schwerer als Wasser und zieht sich wie nasser Lehm durchs Abflusssystem.

Für viele Patienten ist es erschreckend, welche Mengen schubartig, nach vielen Behandlungen, trotz möglicher Reinigungskuren wie Teefasten, Gemüsesaftfasten, Grey-Kur, Mayr-Kur usw. noch entfernt werden.

Während dieser Fastenkuren läuft sogar vermehrt schwarzer Kot ab, da im Darm die „Gassperre" wegfällt. Die Gassperren bestehen aus Faul- und Gärgasen und behindern die erfolgreiche CHT. Hier hilft das Druckausgleichs-Ventil.

Die ganze Behandlung ist geruchsfrei, sauber, hygienisch und wesentlich gründlicher als alle anderen Darmreinigungs-Verfahren. Zudem ist sie absolut risikolos. Es gab meines Wissens in Deutschland keinen Unfall. Während der Behandlung ist die häufig durchgeführte Darmmassage von großer Bedeutung für den Therapieerfolg.

Normalerweise ist die Bauchmassage eine Art Streich- und Druckmassage, die auf der Bauchdecke durchgeführt wird. Entlang der Dickdarmkontur, von Dickdarmanfang bis Dickdarmende wird teils durch sanften, teils durch festen Druck versucht, alte hochgiftigen Schlacken und verwachsene Kotsteine aus den Darmtaschen zu entfernen.

10.2 Allgemeines zur CHT

Kosten der CHT: Etwa 60 bis 90 EUR pro Behandlung sind im Allgemeinen üblich. Das ist der Stand vom Jahr 2004.

Manche Patienten haben eine Schließmuskelschwäche oder bei schweren Geburten ist ein Dammschnitt durchgeführt worden, der nicht optimal vernäht worden ist.

Für diese Fälle wurde ein Edelstahlspekulum mit einem größeren Durchmesser und einer verbesserten Abdichtung von mir entwickelt. Dieses Spekulum ist nach Reinigung und Autoklav-Desinfektion immer wieder verwendbar.

Wichtig ist die Untersuchung vor der CHT, ansonsten ist sie oft wirkungslos. Wir führen eine Untersuchung auf alle gängigen Nahrungsmittel, Enzymmangel, Erkrankungen, Organfunktionen, Unverträglichkeiten usw. vorher durch. Das sollte für die erfolgreiche Therapie ein „Muss“ sein.

> Es gibt 1000 Therapien,
> aber nur eine richtige Diagnose.

Empfehlenswertes Taschenbuch dazu:
Colon-Hydro-Therapie
ISBN 978-3-88778-357-0
Spurbuch-Verlag, Baunach
www.spurbuch.de

Meist setzen wir aber die erfolgreichere Darmmassage nach Vogler ein. Hier wird vom Blinddarmbereich bis zum Dickdarmausgang mit festen, kreisenden Bewegungen massiert, besonders in den Kurvaturen.

Unterstützt wird das Prozedere immer durch eine fast kontinuierliche Darmspannung und Darmentlastung durch kurzzeitiges Absperren des Abflusses. Frischwasser fließt ständig in den Darm.

Natürlich enthält das Gerät auch ein Sicherheitsventil. Je besser die Darmperistaltik und je weniger Darmgase, desto größer der Erfolg. Nach etwa 45 min. geht der Patient zur Toilette. Die Behandlungszeit dauert etwa 1 Stunde. Der Patient kann dann entspannt nach Hause fahren.

Bei vielen Patienten ist der Aufbau der Dickdarmflora danach nicht unbedingt notwendig. Im letzten Meter des Dünndarms besitzen wir schon Dickdarmflora. Da die Bauhin'sche Klappe nicht dicht schließt, fließen kontinuierlich physiologische (gesunde) Mikroorganismen in den Colon. Im zu sauren Dickdarmmilieu verdoppeln sich diese nur alle 30 Stunden, im optimalen, entschlackten Milieu alle 20 min. (lt. Fa. Ardeypharm). Alle Schlacken sind sauer, und je mehr saure Schlacken abgeführt werden, desto besser wird das Milieu, desto schneller und gründlicher der Darmfloraaufbau.

10.3 Das Darmimmunsystem

Im stark sauren verschlackten Milieu setzen sich krankmachende Mikroorganismen fest. Diese verursachen Blähungen und Gase.

Tierische Eiweiße setzen bei Fäulnis stinkende, giftige Faulgase frei, Kohlenhydrate und Darmpilze giftige Gärgase. Faulstoffe beeinflussen das Immunsystem und sind mit für eine Körperverschlackung verantwortlich. Spätestens nach 36 Stunden vergären oder faulen Darminhaltsstoffe.

Nach der Darmreinigung ist der wichtigste Teil des Immunsystems optimiert. Wir wissen heute, dass ca. 80% aller Immunglobuline (Allergieabwehr) und ca. 80% des Interferons (Krebs- und Virusabwehr) im Darm produziert werden. Ca. 60% aller Lymphknoten sitzen im darmnahen Bereich. Man nennt es auch darmassoziiertes Immunsystem. So werden die meisten chronischen Krankheiten über den Darm therapiert.

10.4 Psyche und Darmhirn

Da wir durch Prof. Dr. Gershin seit 1981 wissen, dass ca. 50% aller „Hirnnerven“ in der Darmwand liegen, genauso viel wie im Kopfhirn, wird auch über den gereinigten Darm das Gemüt, die Psyche, erfolgreich normalisiert und so die „Seele“ gereinigt. Probleme und Schicksalsschläge werden in der Akutphase verarbeitet und abgelegt.

Depressionen und Phobien verschwinden. Selbst das hormonelle System wird positiv beeinflusst.

Das Buch dazu:
Depression alternativ und erfolgreich behandeln
ISBN 978-3-88778-432-4
Spurbuch-Verlag, Baunach
www.spurbuch.de

10.5 Die Übersäuerung aus dem Darm

Alle Schlacken, die teilweise 30 oder 40 Jahre alt sind, sind nicht nur hochgiftig, sondern auch extrem sauer. Bei älteren Menschen beträgt das Schlackendepot im Darm bis zu 6 kg. Verklebtes, verfaultes, tierisches Eiweiß wird zu Leichengift.

Der Enterologe wird sagen: „Nach einem Tag abführen mit Muco-Falk ist der Darm blitzblank. Das sehe ich bei der Koloskopie auf dem Bildschirm". Es ist wie bei der Dachrinne, ich gucke durchs Fallrohr, alles blitzblank, obwohl die Dachrinne voller Unrat ist. Der Dickdarm hat viele Darmtaschen, Haustren genannt. Diese Haustren sind nach innen teils geschlossen. Der Enterologe kann also nur das „Fallrohr" sehen.

Beseitige ich die Schlacken aus dem Darm, fließt wesentlich weniger Säure und Schlacke ins Blut- und Lymphsystem.

Muskeln, Sehnen, Bänder werden weich und elastisch. Chronische Verspannungen, Rückenschmerzen, Verhärtungen, Ischialgien, Schulter-Arm-Syndrom u.s.f. werden mit dieser Basis-Therapie langfristig beseitigt. Der Darm hat für unseren Körper die gleiche Bedeutung wie der Motor fürs Auto.

10.6 Der Dickdarm und das Lymphsystem

Wir wissen, ca. 60 % aller Lymphknoten des Körpers sitzen im darmassoziierten Immunsystem und in der Darmaufhängung.

Durch die jahrelange „schlechte" Ernährung und verringerte Peristaltik setzen sich immer mehr Schlacken im Darm ab.

Stoffe bis zu 0,1 mm Durchmesser perfundieren durch den Darm, fließen teils in die Blutbahn, teils in die Lymphbahnen.

Irgendwann sind die Transitstrecken im Bauchraum, die Lymphbahnen, verschlackt. Der Lymphfluss wird behindert, verstopft und geliert mit den Jahren immer mehr. Fette, die ins Lymphsystem fließen, können nicht mehr richtig abtransportiert werden.

Im Bereich des Bauchnabels zwischen den oberen Quadranten und den unteren Quadranten liegt eine Wasserscheide, die die beiden Körperhälften teilt. Kollaterale und Anastomosen halten die Funktion des Lymphsystems zwar aufrecht, können aber nicht mehr für einen optimalen Fluss sorgen.

Bewegungsmangel, Konservierungsstoffe u.Ä. beschleunigen diese Verschlackung. Im Bauchbereich entsteht eine durchlässige Sperrzone. Wenn beim Lipödem hormon- und anlagebedingt dieser Bereich verquillt, staut sich das System im unteren Körperbereich, denn es muss ja nach oben in den Venenwinkel (Schulterbereich) fließen.

Normalerweise fällt der Patient nach der 10. – 12. Behandlung in eine Akutphase.

Beim Lymph- und Lipödem kann es aber sein, dass es erst nach der 40., 50. oder sogar 60. Behandlung zu einer Akutphase kommt. Bei diesen Ödemformen kann keine halbwegs exakte Behandlungsgröße angegeben werden.

Wir erinnern uns:

> Chronische Krankheiten sind ohne Operation unheilbare Krankheiten, nur akute Krankheiten sind heilbar.

Auch bei diesen Ödemerkrankungen muss es zur Akutphase kommen, sonst können sie nicht ausheilen. Sie kann zu jeder Zeit, morgens, mittags, abends, auftreten. Der Beginn ist schlagartig.
Folgende Symptome treten gehäuft auf:

- plötzliches Unwohlsein.
- Bluthochdruck von ca. 120/80 auf 160/100 mm Hg (allerdings nur kurzzeitig).
- Kopfdruck und Kopfschmerz.
- Herzstiche, stenocardieartige Schwäche.
- Müdigkeit, Schweißausbrüche.
- Schmerzhafte Steifheit im Bereich Nacken, Schultern und Hals.
- Starker Urindrang mit teilweise stark riechendem Harn.
- Leistungsschwäche

Für einen Tag ist der Patient manchmal arbeitsunfähig.

10.7 Was ist passiert?

Der Darm ist relativ gut gereinigt. Es fließen wesentlich weniger Schlacken, Fette usw. ins Lymphsystem. Die alten Schlacken im Sperrbereich des Darms lösen sich auf und fließen schlagartig ab.

Es ist, als ob die Staumauer einer Talsperre bricht. Der Inhalt des Lymphsystems ergießt sich nach oben zum Venenwinkel.

Dort kann aber nicht sofort alles in die Blutbahn einfließen. Hier staut sich wieder ein Teil. Die Lymphschlacken sind sauer, sie verhärten kurzzeitig die Muskulatur, auch den Herzmuskel. Es kommt zur Akutphase mit den vorher angegebenen Symptomen.

Eine Patientin konnte den Kopf kaum noch zur Seite drehen, eine andere bekam Schweißausbrüche usw. Es fließen schlagartig rund 2 Liter und mehr alte Lymphe, Fette und Wasser ab. Das kann der Körper nicht so ohne Weiteres wegstecken.

Aber nach einer erneuten CHT sind fast alle diese Beschwerden beseitigt. Die Patienten werden von mir auf diesen Akut-Fall vorbereitet. Sie wissen, zum Gesundwerden gehört diese Akutphase. Aber ein kurzer Schrecken über das zwar erwartete, aber doch plötzliche Auftreten bleibt.
Immer sollte der Partner über die Akutphase informiert werden.

Führten wir die CHT weiter durch, kann es noch 1-2 mal zu dieser Akutphase kommen und auch zu den Abflussmengen von ca. 2 Litern Fetten, Schlacken und Lymphwasser. In der Akutphase muss viel getrunken werden. Der Patient sollte sich nicht flach lagern, sondern mit erhöhtem Oberkörper liegen.

Der Betroffene erkennt aber jetzt auch, was für ein toxisches Potential in seinem Körper steckt. Und er ist nach dieser Phase froh, dass er endlich eine andere Figur bekommen hat.

Aber wie sieht der Patient nach dem Abfluss der Lymphschlacken und Fette aus?

Wenn er sich im Spiegel betrachtet, stellt er fest, dass überall da, wo Lymphschlacken abgeflossen sind, die komplette Außenhaut richtiggehend schlabberig ist und sich viele Längsfalten entlang der Lymphbahnen gebildet haben. Besonders beeindruckend an den Waden, diese wackeln nach jedem Schritt dreimal, dem Oberschenkelbereich, der weiblichen Brust und auch das Gesicht wird kurzzeitig etwas faltiger.

Aber nach und nach normalisiert sich alles wieder. Die Haut strafft sich wieder, sogar der bekannte „Enten-Po" ist verschwunden, einfach weg. Ausnahme bleiben manchmal Unter- und Oberarme, die werden anders therapiert.

Patientinnen im 3. Stadium haben wir noch nicht behandelt. Eventuell muss hier doch eine Liposuktion vor der CHT durchgeführt werden.

Bei der Behandlung des Lipo-, Lymphsystems durch die CHT war auch wieder der Zufall im Spiel.

1999 therapierten wir eine damals 58 Jahre alte Krankenschwester. Sie konnte nur noch halbtags arbeiten und litt unter einer Psoriasisarthritis, besonders in den Kniegelenken.

Nach fast 60 CHT, eigentlich war sie schon austherapiert, passierte Folgendes. Im Gespräche erörterten wir auch das Lipödem ihres Unterkörpers, da ich schon einmal zufällig durch die CHT ein Lipödem beseitigt hatte. Ich hatte mit einem Bandmaß den größten Wadenumfang der 1,60 Meter großen Patientin gemessen. Er betrug 43 bzw. 44 cm.

Nach neun weiteren Behandlungen rief mich die Patientin an und klagte über extreme Beschwerden. Sie konnte sich nicht mehr bücken, um die Schuhe zuzubinden, den Kopf kaum noch zur Seite, oben oder unten bewegen.

Am gleichen Tag führten wir erneut eine CHT durch. Danach ging es ihr schon wesentlich besser. Die ansonsten sehr gespannten und schmerzhaften Waden wackelten wie Pudding. Mit dem Bandmaß maß ich jetzt wieder den Wadenumfang. Er betrug nun nur noch 32 bzw. 33 cm. Der Wadenumfang hat also um mehr als 25% abgenommen.

Das Ereignis war auch für mich damals verblüffend. Seit dieser Zeit behandeln wir gezielt Lip- und Lymphödeme mit großem Erfolg.

Das Beschwerdebild ist in etwa immer gleich. Maximal wurden in drei Akutphasen 6,5 l Lymphwasser, Fette und Schlacken schubweise entfernt. Langzeitbeobachtungen haben ergeben, dass etwa bei der Hälfte der Patientinnen die erneute Lip-, Lymphödembildung ausblieb. Sie waren gesund. Bei den anderen 50% der Patienten musste nach ca. 2–3 Jahren die Behandlung in Kombination mit der NSTU, der „Neuen Lymph- und Schmerztherapie nach Ullrich“ mit allerdings nur 10 - 15 CHT wiederholt werden.

Die Behandlungshäufigkeit liegt bei der CHT zwischen 30 und 70, bei der meist zusätzlich durchgeführten NSTU zwischen 5 und 20 Therapien.

Es gibt zur CHT nur wenige Kontraindikationen, wie frische Darmoperationen, Kachexie, Endzustände chronischer Krankheiten, Schwangerschaft, bestimmte Herzerkrankungen und eventuell Krebserkrankungen. Im Fall Lipo-, Lymphödem kommen als Kontraindikation nur noch Bluthochdruck und Asthma dazu. Das muss der erfahrene Therapeut von Fall zu Fall entscheiden.

Mir ist kein Unfall oder Dauerschaden durch die in Deutschland durchgeführte CHT bekannt.

10.8 Zusatztherapien und Medikamente zur CHT

Therapien:

Mayr-Kur mit Reisfladen und Kräutertee. Kuhmilchprodukte meiden!

Saftfasten über 1 bis 4 Wochen mit vergorenem Gemüsesaft.

Alle in der Untersuchung ermittelten unverträglichen Nahrungsmittel während der Therapiezeit konsequent meiden.

Blähende Nahrungsmittel wie Kohl- und Zwiebelgewächse, sowie Hülsenfrüchte vor der CHT meiden. Trinkkuren mit mindestens 3 Liter Mineralwasser pro Tag durchführen.

Eventuell Mineraltabletten einnehmen.

Darmpilze:

- Adiclair-Tabletten, Fa. Ardeypharm, für Kinder statt der Tabletten eine Suspension verwenden.
- Biofanal-Tabletten, Fa. Dr. Pfleger.

Meteorismus (Blähbauch):

- Karminativum Helterich.
- Momordica, Fa. Infirmatius-Rovit.
- Lycopodium, Hausmann Komplex Nr. 61, Fa. Inf.- Rovit.
- Kümmel-, Fenchel-, Anistee, auch als Fertigmischung erhältlich.
- Lefax oder Enzym-Lefax.

Aufbau der Dickdarmflora:

- Colibiogen N, Fa. Laves.
- Synerga, Fa. Laves.
- Mutaflor-Kapseln, Fa. Ardeypharm.
- Micro-EM-san, Fa. Tissot.

Enzymmangel (Mangel an Verdauungssäften):

- Leptandra, Löwe Komplex Nr. 1 Fa. Inf.-Rovit.
- Pankreaticum Hevert, Fa. Hevert.
- Enzym-Lefax.
- Diverse Enzympräparate aus der Apotheke.

Obstipation (Verstopfung):

- Tee aus Flohsamenschalen und Leinsamen.
- Dasselbe als Müsli oder Brot.
- F.-X. Passagesalz, Fa. Worwag.
- Trockenobst usw.

11 Die „Neue Lymph- und Schmerztherapie nach Ullrich“ (kurz NSTU genannt)

Die Basis-Therapie für Lymph- und Lipödeme ist in unserer Praxis die CHT. Ohne CHT, nur mit der NSTU, kann ich kein Lymph-, Lipödem am Unterkörper erfolgreich beseitigen oder lindern. Aber mit der NSTU kann ich die Zeit bis zur Akut-Phase verkürzen. Gleichzeitig verschwinden die möglicherweise vorhandenen Rückenschmerzen und das Lymphsystem wird optimal gereinigt.

> Beim Lipödem der Arme genügen 3 bis 8 NSTU an den Händen, unabhängig von der CHT.
> Hier sind die Lipödeme also sehr schnell beseitigt; wahrscheinlich, weil keine Sperre wie im Bauchraum vorliegt.

Oftmals reichen auch nach Auftreten erneuter Lip- und Lymphödemschwellungen des Unterkörpers mehrere NSTU an den Füßen aus.

Die NSTU wurde 1996 von mir zufällig gefunden. Es dauerte noch etwa 2 Jahre, bis wir die Wirkungsweise dieser neuartigen Behandlungsmethode „im Griff“ hatten.

Es fiel mir damals wie Schuppen von den Augen.

Die Kunst des Heilens einer chronischen Krankheit besteht nicht im Operieren oder Verordnen von Medikamenten, sondern im Erkennen.

Heilen muss der Körper sich selbst.
Wir sind nicht die großen Heiler, aber wir Naturheil-Therapeuten können dem Körper den richtigen Anstoß geben, an der richtigen Stelle um sich selbst zu heilen.

Wie unwichtig ist dagegen die Sucht nach Titeln, Macht, Einfluss, Geld und Ruhm in der Medizin. Wenn man den Sinn, den Weg des Gesundwerdens nicht verstanden hat, bleiben nur die Unzufriedenheit und der Misserfolg.

11.1 Therapieablauf

Der Behandlungsbeginn der NSTU obliegt der Erfahrung des Therapeuten. Meistens nach der 20. CHT. Die Behandlung wird immer kombiniert mit der CHT. Auch bei dieser Behandlung kommt es nach der 1., manchmal erst nach der 2. oder 3. Behandlung zu einer kleinen Akutphase und zwar jeweils nach der Behandlung der Füße, der Hände und eventuell der Kniekehle.

Hier schmerzt vielleicht die Schulter oder der Rücken kurzzeitig stärker, aber die Akutphase ist nicht so stark wie bei der CHT.

Mit der nächsten Behandlung sind die Beschwerden der Akutphase sofort beseitigt und es geht dem Patienten schlagartig wesentlich besser. Es ist ein so genannter „Aha-Effekt“.

11.2 Die Behandlung am Fuß

Mit dem Akupunktursuchgerät werden die 4 Punkte zwischen den Zehen millimetergenau ermittelt. Beim Lipödem wird in unserer Praxis gespritzt, beim Lymphödem wird nicht gespritzt, sondern bis zum Abfluss der Lymphe nur mit einem Akupunktursuch- und Therapiegerät gearbeitet. Bleiben wir beim Lipödem, beim Spritzen.

Nach Ermittlung der schmerzhaftesten Punkte wird zwischen den Zehen eine isotonische Kochsalzlösung oder 0,5%iges Procain gespritzt.

Pro Injektionsstelle injizieren wir 1 ml bis 3 ml Kochsalz oder Procain sub- oder intracutan (unter die Haut). Die Injektionsstellen zwischen den Zehen müssen vorher mehrmals gereinigt und desinfiziert werden!

Mit dem Spritzen lassen sich auch Phlebitiden, Ulcus cruris, Durchblutungsstörungen der Beine, teilweise Kniegelenkprobleme mitbehandeln.

Man kann ein pflanzliches Komplexmittel zum Procain oder Kochsalzinjektion zusetzen.

Zum Beispiel: Lymphdiaral, zur Inj., Fa. Pascoe.

Man fängt mit einer sehr geringen Dosierung an.

Wir verwenden meist Lymphaden-Hevert zur Inj.

Beim „offenen Bein“ setzen wir Traumeel zur Inj. zu.

Bei Gicht, Restrukta forte zur Inj. usw.

Bei den Injektionen mit Procain bleibt der Bereich immer 0,5 Stunden taub. Deshalb ist es vernünftig, die Injektion-Therapie vor der CHT vorzunehmen.

Zusätzlich kann man noch die fibrinösen Stellen beim Lymph- oder Lip-Lymphödem im Zehenbereich auf dem Fußrücken von den Zehen weg, kräftig massieren.

Statt des Spritzens kann auch die Akupunkturnadel, der Akupunktursuch- und Therapiestift, der Laser und der Monocram-Pen der Siener-Stifung eingesetzt werden. Hier sind häufigere Behandlungen der Füße angebracht.

11.3 Die Behandlung an der Hand

An der Hand läuft das ganze Prozedere wie am Fuß ab.

Mit dem Akupunktursuch- und Therapie-Gerät werden die 3 Punkte zwischen den Fingern, nicht zwischen Zeigefinger und Daumen, ermittelt und sodann gespritzt.

Auch hier wird bei Lymphödem nur mit dem Therapiegerät gearbeitet, die Haut wird nicht verletzt. Normalerweise braucht die Lymphe von der Hand bis zur Schulter 14 min. Durch die Lymph-Therapie zwischen den Fingern reduziert sich die Zeit auf 6 min.

Während der ganzen Behandlung können Lymphdiaraltropfen verordnet werden. Mit wenigen Tropfen beginnen und dann langsam steigern.

Auch die vorgenannten anderen Geräte sind hier einsetzbar.

11.4 Zusammenfassung

- Beim Lip- und Lymphödem bei Rumpf- und Beinbefall muss die CHT durchgeführt werden.
- Nur beim Lip- und Lymphsystem der Arme reicht die NSTU aus.
- Beim Lipödem wird Kochsalz oder ein Neuraltherapeutikum wie Procain gespritzt.
- Beim Lymphödem wird mit dem Akupunktursuch- und Therapiegerät gearbeitet.
- Die naturheilkundliche Erfolgstherapie ist die CHT teilweise in Verbindung mit der NSTU
- Die NSTU beschleunigt den Abfluss
- Beim Lymphödem kann zusätzlich die Lymphe am Fuß mit massiert werden, z. B. während der CHT, um die Wirkung des Akupunktursuch- und Therapiegerätes zu optimieren.
- Es werden für Therapeuten und Patienten Kurse in der Colon-Hydro-Therapie und in der „Neuen Schmerz- und Lymphtherapie nach Ullrich“ angeboten.

Das Buch zur NSTU
Schmerzfrei durch die Nichtinvasive Induktionstherapie (NIIT)
ISBN 978-3-88778-338-9
Spurbuch-Verlag, Baunach
www.spurbuch.de

12 Das Lymphödem

Das Lymphödem ist eine Lymph-Flüssigkeitsansammlung im weichen Bindegewebe.

Das Ödem wird ähnlich diagnostiziert wie das Lipödem über Anamnese, Inspektion, Palpation, Lymphszintigraphie und Lymphographie.

12.1 Erkennen des Lymphödems

- Beim Lipödem sind die Füße unterhalb der Knöchel normal. Es liegt keine Schwellung, keine Veränderung vor.

Anders beim Lymphödem

- Typisch für das Lymphödem am Bein ist ein positives Stemmer'sche Zeichen, Dr. Stemmer hatte festgestellt, dass es nicht möglich ist, bei diesem Ödem am 2. Fußzehen eine Hautfalte abzuheben, da die Lymphe nicht nur aus Wasser, sondern auch aus Eiweißen, Entzündungsprodukten und Schlacken besteht.
- Versucht man an der unteren Wade, innen, eine Delle in das Ödem zu drücken, muss man mindestens 1 min. gleichmäßig drücken. Dann erst bleibt die Delle für einige Zeit sichtbar. Erst nach rund 15 min. ist die Delle nicht mehr fühlbar. Wenn es sich nur um ein Wasser-Ödem handeln würde, ließ sich die Delle sofort eindrücken und würde nach Loslassen nach 1 min. nicht mehr tastbar sein.
- Eiweißhaltige Ödeme wie das Lymphödem sind nicht wässrig, wabbelig, sondern aufgrund der Feststoffe wie Eiweiß, Schlacken immer prall-elastisch. Deshalb kommt es hier zu Verhärtungen und nach einiger Zeit zu Fibrosen.
- Typisch für Lymphödeme sind ausgeprägte Querfalten unterhalb der Zehen, also zwischen Zehen und Fußrücken und zwischen Handrücken und Finger.
- Optisch erkennt der Therapeut sofort die Schwellung auf dem Fußrücken.
- Wülste am Knie und Ellbogen treten beim Lymphödem manchmal auf, sind aber nicht unbedingt ein Kennzeichen des Ödems.

12.2 Unterscheidung der Lymphödeme

Grob unterscheiden wir 2 Ödemformen:

- das primäre Lymphöden
- das sekundäre Lymphödem

Das primäre Lymphödem

Das angeborene Lymphödem:

- Hier können einige Geburtsfehler vorkommen. Es kann sich um einen Geburtsfehler mit zu wenig funktionierenden Lymphknoten handeln.
- Ferner erscheint manchmal als Geburtsfehler eine Lymphgefäß-Hyperplasie. Hier ist der Rücktransport der Lymphe durch die Gefäßerweiterung behindert.
- Selten werden Gefäßverengungen vererbt. Die Abflussbehinderung entsteht durch Engstellen im Gefäßsystem.

Das frühzeitige und späte Lymphödem:

- Die Fettzellen, eigentlich das gesamte Lymphsystem, sind mit dem 35. Lebensjahr komplett ausgebildet. Hier liegt kein Geburtsfehler, sondern eine Veranlagung vor. Treten Lymphödeme vor dem 35. Lebensjahr auf, sprechen wir vom frühen Lymphödem, treten die Ödeme nach dem 35. Lebensjahr auf, sprechen wir vom späten Lymphödem.

Das sekundäre Lymphödem

Es wird ebenfalls in 2 Gruppen unterteilt. Bei sekundären Lymphödemen handelt es sich immer um erworbene Ödeme durch einen inneren oder äußeren Auslöser.

12.3 Das gutartige Lymphödem

Es kann durch die unterschiedlichsten Ursachen ausgelöst werden, z. B. durch Entzündungen im Lymphsystem. Diese entstehen durch Verletzung der Haut und durch Eindringen eines Krankheitskeimes ins Lymphgefäßsystem. Es entsteht eine rote Strichzeichnung, die man auch als „Blutvergiftung" bezeichnet. Es handelt sich aber um einen entzündeten Lymphgang. Abszesse im Leistenbereich, nicht selten, führen ebenso zu Ödemen.

Knochenbrüche, Unfälle u.a.m. können jederzeit ein Lymphödem auslösen.

Auch nach einer Mamma-Ca-Operation werden auf der entsprechenden Seite häufig die Lymphknoten entfernt mit der Folge eines Ödems. Aber auch durch Bestrahlung werden oft Lymphknotenhaufen zerstört. Viele rheumatische Erkrankungen zeigen sich als Entzündung im Gefolge mit einem eiweißreichen Lymphödem. Nach allen möglichen Operationen, Verletzungen durch Injektionen, allergisch-entzündlichen Reaktionen kann ein Lymphödem, einseitig oder doppelseitig, entstehen.

12.4 Das bösartige Lymphödem

- Primärtumore können ins Lymphsystem einwachsen und verursachen eine Lymphabflussstörung.
- Metastasen, Tochtergeschwülste, fließen sehr oft über das Lymphsystem in Lymphknotenhaufen und versperren durch Wachstum die Lymphwege.
- Manchmal verspürt der Patient zuerst den Lymphstau. In den folgenden Untersuchungen werden dann erst die Metastasen (Tochtergeschwülste) entdeckt.

12.5 Erysipel (Komplikationen)

- Bei den Verletzungen des Lymphödems durch Injektionen, Schrunde o.Ä. entstehen leicht Erysipele (Wundrosen). Bei den Erregern handelt es sich um Streptokokken oder Staphylokokken. Es ist die häufigste Komplikation. Schlagartig steigt die Temperatur auf über 40° Celsius. Schüttelfrost und Schwäche setzen ein. Um der Infektionsstelle herum bildet sich eine starke Rötung (Rose), Schmerz und Schwellung.
- Krankenhaus

12.6 Lymphzysten, Lymphfisteln und Papillomatose

Durch eine extreme Stauung der befallenen Beine kommt es in unbehandelten Fällen manchmal zu einer Art „Platzen" der Haut.

Durch die Lymphflüssigkeit wird das Zwischenzellgewebe soweit gedreht, dass zuerst Blasen entstehen. Später platzen diese auf. Man spricht von Lymphzysten.

Manchmal platzt die Haut ohne Bläschenbildung auf. In diesem Fall spricht man von Lymphfisteln.

Rund 30 CHT in Verbindung mit der „Neuen Lymph- und Schmerz-Therapie nach Ullrich" lassen das Bein im Umfang auch langfristig schrumpfen. Im Einzelfall sollten noch Kompressionsstrümpfe getragen werden. Manchmal verwarzt die Haut stellenweise. Man nennt dies Papillomatose.

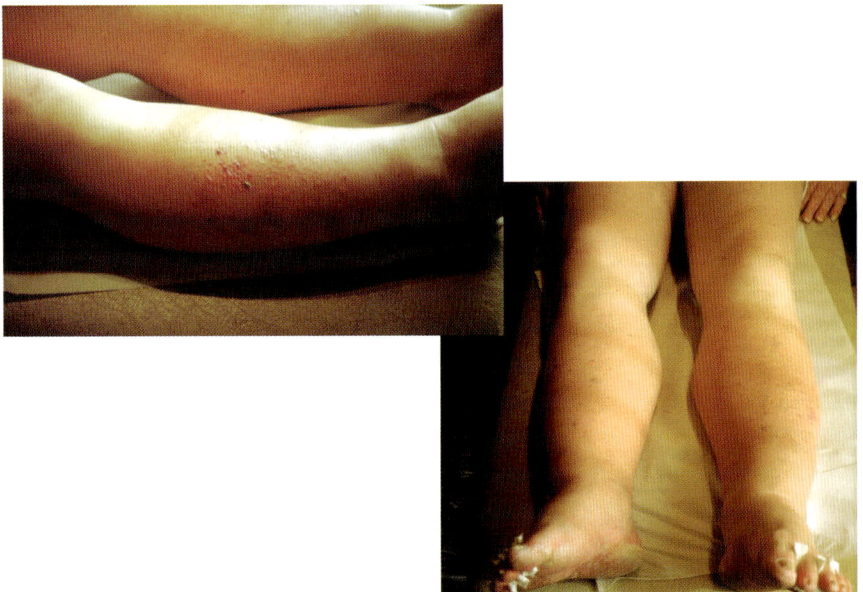

12.7 Elephantiasis und Angio-Sarkom

Bleibt das Lymphödem weiter unbehandelt und schwillt es weiter an, entsteht eine Deformierung des befallenen Beines zusammen mit Veränderungen der Haut. Es besteht nicht nur die Gefahr eines Erysipels, sondern in seltenen Fällen durch die chronische Reizung eines der gefährlichsten Krebsformen, ein Angiosarkom. Erkennbar am schnellen Wachstum, schnellem Ödemwachstum, Schmerzen und Blaufärbung. Dieser Krebs endet sehr häufig letal.

12.8 Mykosen und Psoriasis (Hautpilz und Schuppenflechte)

Hautpilze und Schuppenflechte an den Füßen, besonders häufig zwischen den Zehen sind schon fast eine Wohlstandskrankheit. Beides wird sehr oft miteinander verwechselt.

Mykosen zeigen sich als weißlicher Belag, der anfangs trocken ist und stark juckt. Wird an diesen Stellen gekratzt, lösen sich die trockenen Hautfetzen und es kommt darunter zu einer feuchten Hautabsonderung. Die Stellen jucken danach nicht mehr, sondern „brennen" für einige Zeit. Die wässrige Flüssigkeit darunter ist schon Lymphe.

Die Pilzfäden reichen schon ins Lymphsystem und teilweise werden die Pilzlasten über das Lymphsystem entsorgt.

Als Komplikation können damit Entzündungserreger in die Haut eindringen und ein Erysipel verursachen.

Von Psoriasis auf der Haut sind allgemein etwa 5% der Bevölkerung betroffen. Sie ist für den Fachmann leicht zu differenzieren. Die Haut ist sehr trocken und neigt zur „Verschrundung". Auch hier entsteht ein starker Juckreiz, aber nach Abkratzen des weißlich silbernen Belages ist der Untergrund nicht brennend wässrig, sondern es schuppt sich die Haut ab und es entstehen petechienartige, winzige Hautblutungen. Manchmal treten Hautmykosen und Hautpsoriasis gemeinsam auf.

Kurzzeitig helfen antimykotische und entzündungshemmende Salben. Langfristig hilft hier fast ausschließlich nur die CHT.

Mit der Behandlung der CHT und der Verbesserung des Darmimmunsystems können in diesem Fall alle drei Erkrankungen zum Abklingen gebracht werden.

12.9 Stadieneinteilung

Das Lymphsystem lässt sich in 4 Stadien einteilen.

Stadium 1:

- An den Extremitäten liegt die Differenz des Umfangs bei max. 25 %. Gewebsveränderungen sind nicht vorhanden.

Stadium 2:

- Die Umfangsdifferenz umfasst 4-6 cm. Gewebsveränderungen deuten sich an und bilden sich schon. Wundrosen können vorkommen.

Stadium 3:

- Gliedmaßen mit entsprechendem Rumpfteil sind nun betroffen. Die Umfangsvergrößerung beträgt mehr als 6 cm. An Hautveränderungen zeigen sich schon Lymphzysten und Lymphfisteln. Wundrosen sind häufig. Hier liegt ein starkes Ödem vor.

Stadium 4:

- Elephantiasis, auch Lymphödeme im Kopfbereich sind möglich.

Stadien 1–3 werden erfolgreich mit der CHT und der „Neuen Lymph- und Schmerztherapie nach Ullrich“ therapiert.

Stadium-4-Patienten haben uns in den vielen Jahren noch nicht frequentiert und wir haben sie deshalb auch nicht therapieren können.

Hier können wir also keine Aussage treffen.

12.10 Therapie des Lymphödems mit CHT und NSTU

Dieses Verfahren ist neu und unkonventionell. Zudem konnten wir erst seit 1996 Erfahrungen sammeln. Es kann also sein, dass im Laufe der Zeit, in der dieses Buch in Umlauf ist, es schon wieder Verbesserungen gibt.

Die Therapien sind schon unter dem Stichwort „Lipödem" beschrieben.

- Manuelle Lymphdrainage regelmäßig vom gewissenhaften Physiotherapeuten durchführen lassen.
- Kauf eines Lymphdrainage-Apparates, um den Erfolg der manuellen Therapie zu erhalten.
- Hautpflege ist vehement wichtig. Es darf nicht zu einer Entzündung, zu einem Erysipel, kommen!
- Anfangs verwenden wir eine Bandagierung, später werden Kompressionsstrumpfhosen, eventuell mit Füßlingen oder Kompressionsstrümpfe getragen.
- Auch wenn sich der Umfang der Beine verkleinert, müssen weiterhin engere Strumpfhosen neu angepasst werden. Das ist für den Hersteller sicherlich neu. (www. strackair-shop. de).
- Von Anfang an wird die CHT durchgeführt. Diese Lymphbehandlung hat leider bei angeborenen Fällen keinerlei Erfolg.
- Ebensowenig nach einer operativen Entfernung der Lymphknoten, z. B. nach einer Mamma-Operation. Wir können mit der CHT die vorhandenen Lymphwege entblocken und die Funktion in den meisten Fällen wesentlich verbessern, manchmal auch normalisieren.

Voraussetzung ist immer, das Lymphsystem ist nicht defekt, es ist angeboren alles in Ordnung und es ist nichts zerstört.

Natürlich müssen vorher auch die Voraussetzungen geschaffen werden, wie z. B. die Beseitigung des Bluthochdrucks. Durch den erhöhten Blutdruck wird vermehrt Blutplasma aus den Kapillaren gedrückt.

- Die „Neue Lymph- und Schmerz-Therapie nach Ullrich" wird mit einem Akupunktursuch- und Therapiegerät ab der ca. 15. CHT durchgeführt. Zusätzlich können mit dem Gerät auch Kniekehle und Leiste behandelt werden.
- Bei psychischen Problemen durch die Verunstaltung kann eine homöopathische Behandlung mit Hochpotenzen, Bachblüten usw. hilfreich sein.
- Wenn notwendig, muss bei Adipositas eine Zusatzdiät zugeschaltet werden. Wenn man seine ausgetesteten Unverträglichkeiten konsequent meidet, reicht das meist schon aus.

12.11 Vom Umgang mit dem Lymphödem

- Keine grobe, zu feste Massage der betroffenen Extremitäten.
- Keine Wärme- oder Kälteanwendungen.
- Invasive, diagnostische Verfahren, wenn nicht unbedingt notwendig, meiden.
- Apparative Kompressionsbehandlung nur in Verbindung mit manueller Lymphdrainage.
- Keine Injektionen in die betroffene Extremität.
- Keine Blutentnahme aus der betroffenen Extremität.
- Blutdruckmessung und Hautverletzungen durch Nadeln usw. im betroffenen Bereich meiden.
- Nur im Einzelfall Diuretika einsetzen.
- Keine ruckartigen Bewegungen in Sport und Beruf durchführen und an den betroffenen Stellen große, körperliche Belastungen meiden.
- Keine Sauna!
- Salzarme Ernährung.
- Vorsicht vor Insektenstichen in die betroffenen Körperteile, abdecken!
- Keine einschnürende Kleidung tragen, wie BH, Gürtel.
- Regelmäßig Strumpfhose und Kompressionsstrümpfe tragen.
- Leisten- und Oberarmbereich nicht einschnüren!
- Hygiene, besonders der Füße! Hautpflegemittel mit pH 5 - 6 verwenden.
- Enges Schuhwerk meiden.
- Empfohlene Sportarten mit Kompressionsstrümpfen: Nordic Walking, Walking, Wandern, Aerobic, Aqua-jogging und Schwimmen ohne Kompressionsstrümpfe.

Glossar

Adipositas	Fettsucht
Ätiologie	die einer Krankheit zugrundeliegende Ursache.
Anamnese	wörtlich: Erinnerung. Die Krankengeschichte mit Beginn und Verlauf der Beschwerden zwischen Therapeut und Patient
Anastomose	Öffnung (Verbindung)
Angio	Gefäß, z. B. Vene, Lymphgefäß.
Arterien	vom Herz in die Peripherie führende Blutgefäße, Schlagader, Pulsader
bilateral	beidseitig
BMI	Body Mass Index, Kennzahl für das Körpergewicht
CHT	Colon-Hydro-Therapie. Darm-Wasser-Behandlung
Computertomographie (CT)	computerunterstütztes, bildgebendes Verfahren mittels einer Röntgenröhre und eines Blendensystems. Damit werden Dichtemessungen durchgeführt
Degeneration	Entartung zellulärer Strukturen und Funktion durch Zellschädigung
distal	von der Mitte, vom Rumpf weg in entfernte Teile der Extremitäten
Epidemie	wörtlich: im Volk verbreitet. Stark gehäuftes, örtlich und zeitlich begrentes Vorkommen einer Erkrankung.
Erysipel	Wundrose; schwere, akute Entzündung der Lederhaut durch Streptokokken oder Staphylokokken
Fettzellen	große, runde Zellen im Fettgewebe
Fibrin	Endprodukt der Blutgerinnung. Es ist ein nicht wasserlösliches Protein. Das Endprodukt ist das Grundgerüst eines Thrombus.
Fragilität	Brüchigkeit
Insuffizienz	ungenügende Organleistung, Schwäche
Hämangiosarkom	bösartiger Tumor der Blutgefäße
Hämatom	Bluterguss. Durch Traumata entstandene Blutansammlung im Weichteilgewebe
Inspektion	wörtlich: Durchsicht. Äußerliche Untersuchung des Patienten durch Betrachtung
Interstitium	Zwischenraum. Der zwischen den Organen liegende Raum, der Bindegewebe, Gefäße und Nerven enthält
Kompliance	Bereitschaft zur Annahme eines Medikaments oder Behandlung
Kompression	Zusammendrücken
KPE	komplexe, physikalische Entstauungstherapie wie Lymphdrainage, Kompression durch Strümpfe u.a.
Lip-	Wortteil mit der Bedeutung „Fett“
Lipohypertrophie	Störung der Fettverteilung
Lipödem	An den Extremitäten auftretende Schwellung des Fettgewebes. Hormonelle bedingte Fettspeicherkrankheit
Lipom	Fettgeschwulst
Lipomatose	Fettgewebswucherung im Unterhautfettgewebe an Hals, Nacken, Schulter, Oberarmen und Brust. Selten an Bauch, Gesäß und Oberschenkel. Häufiges Auftreten bei alkoholbedingten Lebererkrankungen
Liposuktion	wörtlich: Entsaftung, Fettabsaugung
Lymphe	wörtlich: klares Wasser, tatsächlich aber hellgelbes Gewebswasser Lymphe besteht aus Lymphplasma und Lymphozyten. Es entsteht durch Austritt von Blutplasma aus den Blutkapillaren, fließt in die Gewebsspalten und wird dem Blut wieder zugeführt.

	Die Lymphozyten zerstören Mikroorganismen, Toxine und über das Lymphsystem werden alle Abfälle und Zelltrümmer abtransportiert. Es ist ein wichtiger Teil unseres Immunsystems.
Lymphknoten	Das sind linsen- bis bohnengroße plattrundliche Organe des lymphatischen Systems, in denen auch Lymphozyten „arbeiten". Aufgabe der Lymphknoten ist die Filterung und Reinigung der Lymphe, bevor sie in die Blutbahn fließt.
Lymphödem	durch Behinderung des Lymphabflusses verursachte, chronische Wasseransammlung mit blasser, teigiger, selten schmerzhafter regionaler Schwellung
lymphpflichtige Stoffe	Fette, Wasser, Eiweiße, Zellen, Entzündungsstoffe
Lymphszintigraphie	indirekte Lymphographie. Sie dient der Darstellung von Lymphgefäßen und Lymphknoten zur Ermittlung der Ursachen eines Lymphödems.
Mastzellen	Teils im Blut, teils im Gewebe vorkommend. Blutmastzellen enthalten Heparin und Histamin. Gewebemastzellen setzen bei der Antigen-Antikörperreaktion (Allergie) u.a. Histamin und Serotonin frei.
Morphologie	Lehre von Körperform und Körperstruktur.
Neurose	psychische Störung, im Allg. vom Vegetativum ausgehend
Ödem	wörtlich Geschwulst, Schwellung, Wassersucht, wässrige Wasseransammlung, meist in den Gewebsspalten, Haut und Schleimhaut
Palpation	wörtlich: Tasten. Untersuchung durch Betasten
Permeabilität	wörtlich: Durchwanderung, Wanddurchlässigkeit
Phlebologie	die Lehre von den Venen und deren Erkrankungen
postpubertär	Zeit nach der Pubertät
Progredienz	fortschreitend
Proteine	Eiweiße
Sepsis	Fäulnis, Blutvergiftung
Sonographie	Diagnose durch Ultraschall
Stemmer'sche Zeichen	Über dem Grundgelenk der 2. Zehe lässt sich die Haut nicht in Form einer Falte abheben.
Stigmatisierung	Merkmal, Kennzeichen, negativ bewertete Eigenschaft
Trauma	Verletzung in körperlicher oder seelischer Form
Tumeszenz	diffuse Anschwellung
Uptake-Werte	(engl.: Auffassung). Anreicherung eines Radionuklids in den Organen. Wichtige Messgeräte in der Nuklearmedizin.
Venöse Insuffizienz	variköser Symptomenkomplex, Venenerweiterungen mit starker Pigmentierung durch Eisenablagerungen aus dem Blut. Später entstehen oft Beingeschwüre.

Medikamente Lymphödem

Mit Medikamenten allein ist das Lymphsystem nicht erfolgreich zu therapieren. Aber es gibt therapieunterstützende Präparate aus der Naturheilkunde.

- Lymphdiaral, Fa. Pascoe, als Tropfen, Ampullen und Creme
- Lymphaden-Hevert, Fa. Hevert, als Tropfen, Ampullen und Creme. Die Tropfen enthalten:
  Arsenicum albom D6
  Scrofulatia nodosa D3
  Clematis D2
  Sulfur D4
  Conium D4
  Lachesis D4
  Mercurius bijodatus
  D8 Phytolacca D4
  Rhus toxidendron D4
- Cefak Lymphat, Fa. Cefak, Tropfen
- ISO Bicomplex 28 – Lymphmittel, Fa ISO, Tabletten Calcium fluoratum Dl2 – verbessert Lymphe und Schilddrüse
- Calcium phosphoricum D6 – gegen Erkrankungen des Lymphsystems
- Kalium jodotum D6 – reguliert Drüsenstörungen
- Natrium chloratum D6 – verbessert den Lymphfluss
- Silicca D12 – beseitigt Lymphstauungen
- Auch Mineraltabletten mit den Inhaltsstoffen Selen und Zink sind hilfreich.
- Unguentum Lymphaticum, leider verschreibungspflichtig, Salbe
  Fingerhut, Herbstzeitlose, Wasserschierling, Maiapfel, schwarzes Bilsenkraut.

Quellennachweis

1. Die Komplex-Biochemie, Foizick Verlag
   ISBN 3-929338-63-7

2. Lympho-Opt-Magazin, Ausgabe
   Sommer 2004 Nr. 3

3. Lympho-Opt-Magazin, Ausgabe
   Winter 2004/05 Nr. 5

4. Lymphödem Lipödeme, 2. Auflage
   Verlag Schlütersche,
   Verfasser Franz-Josef Schingale
   ISBN 3-87706-875-8

5. Naturheilkunde Nr. 4, 2004
   Über das Lymphsystem, Teil 2
   Von Dr. med. Jürgen, Freiherr von Rosen
   Schlosspark-Klinik, Gersfeld

6. Lymphödem, Lipödeme
   www.medi.de.3429.0 html
   www.medi.de.2995.0 html
   www.medi.de.3443.0 html
   www.medi.de.3442.0 html
   www.medi.de.3488.0 html
   www.medi.de.3506.0 html

7. Depression alternativ und
   erfolgreich behandeln
   Spurbuch-Verlag, Baunach
   ISBN 978-3-88778-432-4

8. Schmerzfrei durch die Nichtinvasive
   Induktions-Therapie (NIIT)
   Spurbuch-Verlag, Baunach
   ISBN 978-3-88778-338-9

9. Chronische Krankheiten durch
   Colon-Hydro-Therapie erfolgreich
   behandeln
   Spurbuch-Verlag, Baunach
   ISBN 978-3-88778-357-0

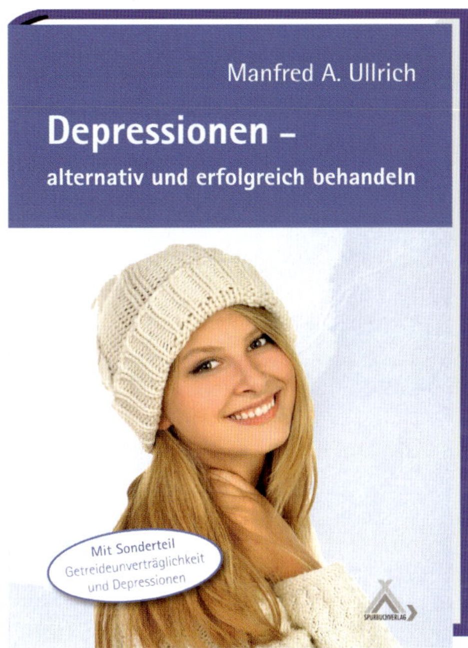

Manfred A. Ullrich
Depressionen – alternativ und erfolgreich behandeln

160 Seiten | Hardcover
15 x 21,5 cm
D 22,– € | A 22,60 €
ISBN 978-3-88778-432-4

Manfred A. Ullrich
Depressionen – alternativ und erfolgreich behandeln

Chronische Krankheiten sind ohne Operation unheilbare Krankheiten, nur akute Krankheiten sind heilbar.

Medikamente sind eine Notfallmedizin und helfen sofort, langfristig heilen sie bei chronischen Krankheiten meist nicht. Wir brauchen beide Richtungen, Schulmedizin und Naturheilverfahren, wobei endogene, angeborene Formen oft nur zu lindern sind. Der neue Weg führt über das „Bauchhirn" zum Kopfhirn. Der Kranke sieht wieder Licht am Ende des Tunnels.

Dieses Buch soll zeigen, dass es auch andere Wege gibt, Depressionen erfolgreich zu behandeln. Neu: Auch Nahrungsmittelunverträglichkeiten können zu Depressionen führen. Es soll revolutionieren und Patienten sowie Therapeuten wachrütteln, sie aus ihrer Lethargie befreien.

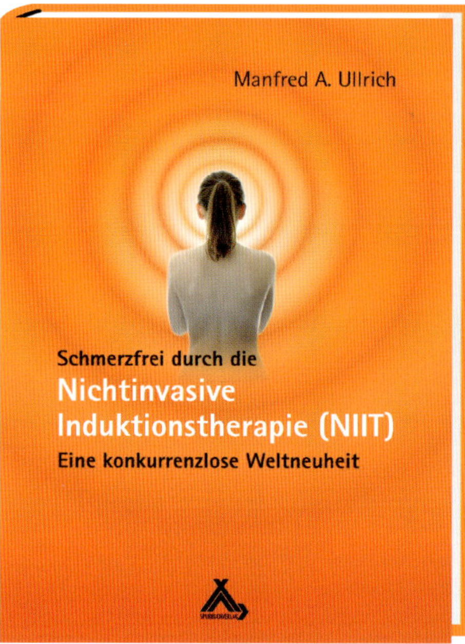

Manfred A. Ullrich
Schmerzfrei durch die Nichtinvasive Induktionstherapie (NIIT)

96 Seiten | Hardcover
15 x 21,5 cm
D 11,60 € | A 11,90 €
ISBN 978-3-88778-338-9

Manfred A. Ullrich

Schmerzfrei durch die Nichtinvasive Induktionstherapie (NIIT)

Die Nichtinvasive Induktionstherapie ist eine konkurrenzlose Weltneuheit. Ungefähr 40 Millionen Menschen sollen angeblich in Deutschland in irgendeiner Form chronisch krank sein.

Mit der Colon-Hydro-Therapie behandeln wir systemische Krankheiten und den extrazellulären Raum (Nahrungsbereitstellung und Abfalltransport). Mit der Nichtinvasiven Induktionstherapie können wir die Zellwand durchschlagen und die kranke Zelle wieder regenerieren, ob sie will oder nicht.

Die Arthrosezelle hat noch 40–50 mV Zellspannung, die Arthritiszelle 50–70 mV, die Krebszelle 15–20 mV, die gesunde Zelle 80–100 mV Zellspannung. Durch die NIIT kann der Zellverband wieder richtig ernährt und aufgebaut werden. Das ist logisch, das ist neu.

Das lässt viele chronisch Kranke wieder hoffen. Einsatzgebiete sind Fibromyalgien, Arthrosen, Arthritis, Augenerkrankungen, Sportverletzungen, Karpaltunnel-Syndrom u.v.a. mehr.

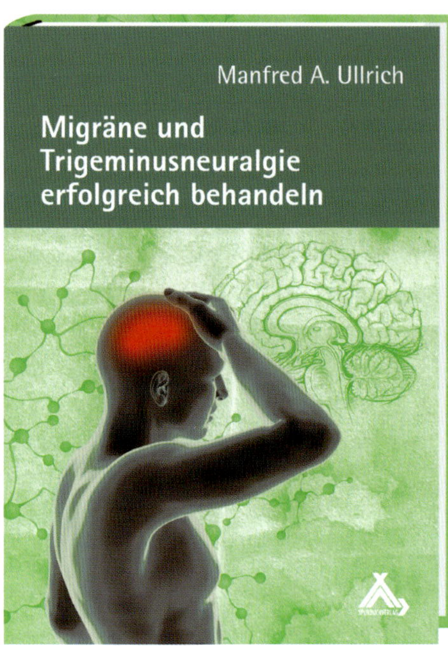

Manfred A. Ullrich
Migräne und Trigeminusneuralgie erfolgreich behandeln

114 Seiten | Hardcover
15 x 21,5 cm, farbige Abb.
D 19,80 € | A 20,30 €
ISBN 978-3-88778-425-6

Manfred A. Ullrich

Migräne und Trigeminusneuralgie erfolgreich behandeln

In diesem Buch wird eine neue Therapiekombination vorgestellt, die die Schmerzen beider Krankheiten nicht unterdrückt, sondern teilweise recht schnell heilt. Ursachen, schulmedizinische Behandlungsformen. Naturheilkundliche Behandlungswege und die neue Erfolgstherapie werden ebenso wie die Selbsthilfe vorgestellt und ausführlich beschrieben.

Es wird Wert darauf gelegt, dass es sich hier nicht um eine Schmerzmittel-Therapie handelt, sondern um eine neue, wirklich erfolgreiche und dauerhafte Heilmethode. Nach Beendigung der Therapie sind im Allgemeinen keine Medikamente mehr notwendig.

Finden Sie sich nicht mit Ihren Schmerzen ab! Finden Sie sich nicht mit der medikamentösen Dauerbehandlung bis zum Lebensende ab! Statt Linderung durch Schmerzmittel, Heilung, die das Leben wieder lebenswert machen.

Es geht um Ihren Kopf!

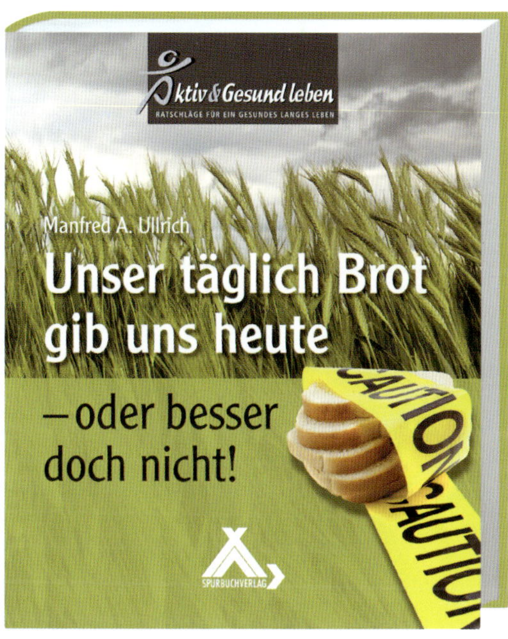

Manfred A. Ullrich

Unser täglich Brot gib uns heute – oder besser doch nicht!

128 Seiten | Hardcover
17,5 x 22 cm
D 22,– € | A 22,60 €
ISBN 978-3-88778-457-7

Manfred A. Ullrich

Unser täglich Brot gib uns heute – oder besser doch nicht!

Wir leben vom gesunden Brot, möglichst Vollkornbrot oder -brötchen. Wir Menschen wollen uns gesünder ernähren. Wir reduzieren den Fleischkonsum, rauchen nicht mehr, trinken vielleicht weniger Alkohol. Und doch werden wir immer häufiger chronisch krank. Was läuft verkehrt?

Kann es sich vielleicht um Brot aus Hochleistungs-Hybridweichweizen handeln? Um Brot, in dem Stoffe vorhanden sind, die immer mehr Menschen nicht vertragen können?

Wir haben in unserer Praxis über die Jahre die Veränderungen und den Einfluss des Getreides auf den Menschen verfolgt und kamen zu erschreckenden Ergebnissen.

Zu den diversen Unverträglichkeiten mit ihren verschiedenen Symptomen stellen wir fest: Weizen hat einen höheren glykämischen Index als Haushaltszucker (7.000.000 Diabetiker). Neurodermitiker können Weizenprodukte nicht vertragen. Bei Einnahme kann es zur Juckkrise kommen. – Wir klären Sie auf!